OBSERVATIONS

ET

RECHERCHES

D'ANATOMIE PATHOLOGIQUE

SUR

LA RAGE.

Incomplet voyez la dernière page

OBSERVATIONS

ET

RECHERCHES

D'ANATOMIE PATHOLOGIQUE

SUR

LA RAGE;

PAR L. F. TROLLIET, Professeur de Médecine clinique à l'Hôtel-Dieu de Lyon, Professeur d'Anatomie à l'École spéciale de Dessin, Membre de plusieurs Sociétés savantes.

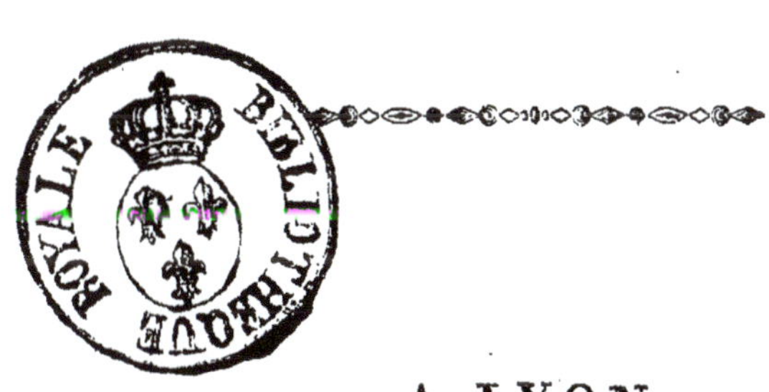

A LYON,

DE L'IMPRIMERIE DE J. B. KINDELEM.

1819.

NOUVELLES RECHERCHES SUR LA RAGE.

CONSIDÉRATIONS SUR L'HISTOIRE DE LA RAGE.

Au temps de Dioscoride, on connoissoit comme de nos jours, les symptômes effrayans de la rage, sa marche rapide et sa terminaison funeste.

Le traitement le plus sûr, alors comme aujourd'hui, consistoit à entraîner le virus par des lotions réitérées et par la succion de la plaie (1), ou à le détruire par la cautérisation.

(1) Dans l'antiquité, la famille des Psylles avoit le privilége d'enlever le venin par la succion, en appliquant la bouche sur la plaie, après la morsure.

Que de volumes ont été publiés depuis dix-huit siècles, sur cette maladie ! Renferment-ils quelque vérité sur sa nature ? aucune; y trouve-t-on quelque spécifique capable de la subjuguer ? point. Son histoire a peu acquis ; et le poison terrible qui la développe, semble avoir été créé pour le désespoir de la médecine, comme pour celui des malades.

Si l'on déchiroit de l'histoire de la rage toutes les pages consacrées aux faits étrangers à cette maladie, aux observations incomplètes, à de vaines hypothèses, aux remèdes sans vertu, une multitude d'ouvrages seroient réduits à de bien petits volumes ; et c'est un nouveau travail indispensable.

Une foule d'observations, depuis la mélancolie de *Themison* jusqu'aux accidens de la morsure d'un canard, publiés par *Lecat*, disparoîtroient; ainsi que tant de contes nés dans des temps où les hommes d'un grand savoir n'étoient pas exempts d'une crédulité trop facile.

Il resteroit peu de chose de la Dissertation de *P. Desault*, qui attribuoit à des vers la cause de la rage; du Mémoire couronné de *Sauvages*, qui expliquoit ses symptômes par la supposition d'un principe fixe et d'un principe volatil qu'il dirigeoit à son gré ; du Discours académique de *Pouteau*, qui, pour établir la manière dont le virus se transmet, et expliquer ses effets, n'a cité que des observations étrangères à la rage communiquée.

A quel nombre se réduiroient les huit cents observations de guérison par l'emploi du mercure, du *frère Duchoisel* et de M. *Bonel de Labrageresse* (Mém. de la Soc. roy. de Méd., 1783, 2.e part.); de même que toutes celles qu'on a citées en faveur de ce remède, sans tenir compte des précautions prises immédiatement après l'accident.

Les savantes recherches d'*Andry*, où des observations imparfaites et quelques hypothèses sont confondues avec le fruit de l'expérience, n'échapperoient peut-être point à un examen sévère, non plus que la méthode éprouvée de M. *de Lassone*, établie sur des faits publiés avant le terme auquel plusieurs de nos malades ont expiré.

On peut en dire autant de quelques autres Mémoires couronnés, et du volume publié il y a quelques années par M. Lalouette, etc. : cependant je n'ai cité que des ouvrages du premier ordre sur cette matière.

L'histoire de la rage est donc à refaire.

La médecine s'élève au rang des sciences

exactes, par trois puissans moyens : par l'observation, telle qu'elle ne présente que des tableaux fidèles ; par l'étude soignée de l'anatomie pathologique, qui dévoile le siége des maladies ; et par l'application de cette méthode de philosopher, qui ne permet d'admettre que ce qui est rigoureusement prouvé.

Ainsi il faut, pour rendre exacte l'histoire de la rage, 1.° des observations bien constatées ; elles ne manquent point ; les mémoires de la Société royale de médecine et les recherches d'Andry, nous les fourniroient. Tous les faits merveilleux, contraires aux résultats de l'observation journalière, seroient rejetés, ainsi que les observations étrangères à la rage.

2.° Des notions exactes d'anatomie pathologique sont nécessaires ; nous n'avons que peu de matériaux.

3.° On doit se borner à une application sévère des lois d'une saine physiologie ; toute supposition, toute hypothèse, tout raisonnement qui ne pourra être rigoureusement prouvé, ne seront point admis.

Sans vouloir nous livrer à un travail aussi étendu, nous allons offrir de nouvelles observations, et quelques matériaux d'anatomie pathologique.

« Les recherches sur le cadavre, dit Portal, » ont été faites par des personnes peu instruites » en médecine, et plus ignorantes encore en » anatomie ; de manière qu'elles sont, pour la » plupart, fort mal faites ou absolument inu- » tiles. Nous n'avons presque que celles de » Morgagni, sur lesquelles nous puissions » compter ; elles sont exactes et bien présen- » tées, comme tout ce qui vient de ce grand » homme. » (Observat. sur les eff. des vap. méph., etc., pag. 153.)

C'est dans le champ épineux et peu cultivé de l'anatomie pathologique, que nous allons nous frayer une route nouvelle ; c'est en la parcourant que nous espérons rajeunir notre sujet et lui prêter encore l'intérêt de la nouveauté.

Nous ne tenterons pas de l'orner des agrémens d'un style fleuri. Le sujet ne le permettroit pas si nous en avions la prétention. Les douleurs de la rage ne sont pas de la nature de celles que l'on peut charmer. Nous n'emprunterons, pour décrire leurs tristes effets, que les accens simples de la vérité.

Nous ne chercherons point à expliquer la nature du principe de la rage ; trop subtil, il semble se jouer de nos recherches comme de nos remèdes, il ne se prête qu'à de stériles suppositions.

Nous n'avons pas le bonheur d'offrir un spécifique. Quelques moyens nous avoient été donnés comme tels par des hommes instruits, qui les garantissoient de leur expérience : ainsi on a prôné, depuis quelques années, la saignée à défaillance, l'hydrochlore, l'alisma plantago. Nous nous sommes empressé de les employer ; aucun n'a justifié les éloges qu'il a reçus.

Cependant nous conservons la pensée consolante qu'il existe un spécifique ; nous devons l'attendre encore. Une telle découverte seroit d'un prix inestimable, et suffiroit pour acquitter la dette de plusieurs siècles.

PREMIÈRE PARTIE.

HISTOIRE DES RAVAGES CAUSÉS PAR UNE LOUVE ENRAGÉE, DANS LE DÉPARTEMENT DE L'ISÈRE, EN 1817.

ARTICLE PREMIER.

Récit de ces ravages.

L'ÉVÉNEMENT qui a été le sujet de nos recherches et l'objet de nos méditations, appartient à l'histoire de l'art; nous devons en consigner les détails dans ses annales.

Dans la matinée du 22 mai 1817, une louve enragée parcourut quinze villages des arrondissemens de Moretel et de Crémieux, mordit un grand nombre de personnes, du bétail, des chiens, et répandit l'alarme parmi les habitans. Voici le récit de ces ravages.

Au village de St-Victor, plusieurs domestiques du meunier étoient couchés dans un four, auprès du moulin; l'un d'eux, *Antoine Gros*, se leva à deux heures du matin, afin de surveiller ses chevaux qui paissoient dans un champ voisin. Aussitôt une louve s'élance sur lui, dans le bâtiment même où étoit construit le four, le saisit à la gorge et lui déchire le col.

A peu de distance, dans le même village, l'animal traverse un champ du hameau de Vassin, où trois jeunes pâtres étoient couchés. Deux sont cruellement mutilés : *Benoît Richer* est mordu profondément au visage ; *Michel Paviot* a la peau du crâne détachée en un large lambeau, d'une tempe à l'autre. Le plus jeune des trois, caché sous une couverture, ne fut point mordu.

Immédiatement après, *Etienne Praz* fut grièvement blessé au visage, dans un champ du village de Gouvoux, où il gardoit ses chevaux.

A Pusigneu, le jour commençoit à paroître lorsque *Matthieu Prévieux*, âgé de vingt-deux ans, luttoit contre cet animal enragé ; il jetoit des cris qui ne furent entendus que de trop loin : fatigué après l'avoir long-temps retenu et renversé plusieurs fois, il fut forcé de le laisser aller. Il avoit reçu plusieurs blessures à la tête, à une cuisse et aux deux bras.

Dans le village de Malleville, cette louve mordit plusieurs vaches. Le jeune *Messein* sur lequel elle s'étoit élancée, et qui n'avoit été que légèrement blessé au bras, lui jeta son chapeau ; l'animal l'emporta à quelques pas, et assouvit sa rage sur ce vêtement.

A la naissance du jour, trois personnes furent

mordues dans les champs de Mépieu, à une petite distance les unes des autres. *François Pechet* est atteint, le premier, au visage : *François Sambet* veut grimper sur un arbre pour éviter l'animal, qui court, s'élance, le saisit par une jambe, le jette à terre, et lui déchire la tête. *J. B. Rigaud*, réveillé par le bruit des feuilles sur lesquelles il dormoit, saisit la patte d'un animal; il croit tenir un chien; il aperçoit son erreur, et veut retenir la louve qu'il parvient à renverser; il est mordu au visage.

Un peu avant le lever du soleil, au hameau de Lonne, situé dans les bois d'Arandon, *Claude Mayen* venoit de sortir en chemise de la maison qu'il habitoit, lorsque cette louve s'élança sur lui et le mordit au visage. Pour lui faire quitter prise, Mayen saisit la mâchoire de l'animal de la main droite, qui fut mordue dans plusieurs points. Deux chiens accoururent; le plus gros s'enfuit à la vue de la louve; le plus petit la mordit et délivra son maître; la louve le poursuivit et rentra dans le bois.

Deux enfans de dix à douze ans, fils du nommé Praz, de Marlieux, luttèrent avec un rare bonheur et une adresse au-dessus de leur âge contre cet animal cruel. Il s'élança sur l'un d'eux, et dressé sur les pattes de derrière, sa gueule dépassoit la tête de l'enfant qui le tenoit embrassé par le milieu du corps. La louve ne put que déchirer son chapeau; tandis que le jeune frère la frappoit d'un bâton, à coups redoublés. Un chien, un taureau et des vaches irrités mirent en fuite l'animal enragé. Ces courageux enfans ne furent point blessés.

Le récit que nous faisons contient des détails inutiles sans doute, sous le rapport médical; nous ne les traçons que pour faire connoître les allures de l'animal enragé.

Dans le village de Bouvesse, *Constant Legre* fut mordu au bras, au travers d'épais vêtemens de laine.

Au village de la Craz, commune de Charête, une fille de neuf ans, *Marie Deschamps*, fut assaillie par l'animal, au lever du soleil. Les vaches qu'elle gardoit accoururent, et la délivrèrent aussitôt.

A six heures du matin, *J. F. Guyot*, de la Balme, conduisoit une voiture près du château d'Amblérieux, lorsqu'il aperçut l'animal sortant d'un bois et courant directement à lui, au travers d'un pré. Tandis qu'il s'efforçoit de monter sur sa voiture pour l'éviter, la louve le saisit, le jeta à terre, et lui fit de profondes morsures aux lèvres et au nez.

Au domaine de Cachenuit, près d'Hyères, le

vieux berger *Pierre Berthet*, fut poursuivi dans une cour. Il couroit se réfugier dans la maison, lorsqu'une fille effrayée ferma précipitamment la porte. Le malheureux Berthet fut livré à sa fureur, et eut le visage mutilé.

Joseph Chamberaud, vieillard, père d'une nombreuse famille du village d'Hyères, jeta une pierre à l'animal qui traversoit une cour; aussitôt la louve, qui ne l'avoit point aperçu, vint à lui, et le mordit profondément au bras.

Louise Vacher, qui conduisoit un veau, entre Hyères et Torjonas, fut attaquée auprès d'un ruisseau; après avoir reçu deux égratignures à la lèvre inférieure, elle se précipita dans le ruisseau : la louve alors se jeta sur le veau, le tua et s'enfuit.

Dans la commune de St-Baudille, le jeune *Gay* et *Louise Burlet* furent mordus à la tête.

A Parmilleux, *Vincent Escallier*, père de famille, pauvre, fut mordu à la jambe.

Dans sa course, la louve surprit le nommé *Rhône* par derrière, le fit tomber, sauta par dessus et s'enfuit. Rhône fut blessé à la tête dans sa chûte, il eut aussi des plaies au dos; on ne put savoir si elles avoient été faites par les griffes ou par les dents de l'animal.

A Chatelant, *Claude Neyret*, père de quatre enfans en bas âge, fut grièvement blessé au bras droit.

Dans le même village, *Claude Thollon*, berger de dix ans, poursuivit la louve qui emportoit un de ses agneaux à une grande distance, et lui lançoit des pierres; elle revint à lui, et le saisit au visage; une vache furieuse accourut et le délivra.

Vingt-trois personnes avoient été blessées.

La vue de ces infortunés qui revenoient le visage baigné de sang, répandit l'alarme dans les villages. Les femmes, les enfans se fermoient dans leurs maisons; les hommes armés de fusils, de faux et de tridens, se portoient à la rencontre de l'animal.

On ne tarda pas à apprendre que le courageux dévouement du jeune David venoit de mettre un terme à ses ravages. Il étoit dix heures du matin; ayant accompagné son père au village de Chatellant, il vit cette louve venir à lui au travers d'un pré (qui est appelé depuis cet événement le pré de la louve). Le jeune homme, armé d'un trident, l'attend de pied ferme, brise son trident sur le dos de l'animal, enfonce la main droite dans sa gueule, au moment où il s'élance sur lui, le serre étroitement, le renverse, lutte et le retient, jusqu'à ce que son père l'ait tué entre ses bras.

Avant d'expirer, le terrible animal avoit introduit le fatal poison dans les veines de l'infortuné jeune homme.

Partout la consternation succéda à l'épouvante. On conçut de trop justes craintes sur le sort de tant de personnes mutilées. On s'empressa de leur être utile. Malheureusement les premiers soins, les plus importans, furent la plupart mal dirigés, et donnés trop tard, parce que ces campagnes isolées, séparées par des bois, manquent de médecins et de chirurgiens.

Parmi les personnes mordues, les unes furent obligées d'aller à plusieurs lieues, réclamer les soins de médecins instruits ; d'autres furent transportées à l'hôtel-dieu de Lyon ; les plus mutilées furent de ce nombre : plusieurs, dirigés par une confiance assez générale, allèrent prendre le breuvage de Thurin : quelques-uns se confiant à leur aveugle destinée, se bornèrent à l'emploi des moyens suggérés par le seul instinct de leur conservation.

Les autres précautions ne furent point négligées : les chiens qui avoient été mordus furent tués ; une partie du bétail fut abattue ; les uns et les autres furent enfouis profondément. Peut-être conviendroit-il, en pareil cas, de faire conduire les animaux mordus à l'école vétérinaire la plus voisine, où l'on pourroit tenter de nouvelles expériences.

Les craintes que l'on avoit conçues sur les suites de cet événement déplorable, furent dissimulées aux personnes mordues : on sait qu'une illusion favorable au calme de l'âme, peut éloigner le développement de la maladie que l'on avoit raison de redouter; on fortifia cette illusion, en répandant le bruit que la louve ayant perdu ses petits, n'étoit qu'irritée, et qu'elle s'étoit jetée sur tout ce qu'elle avoit rencontré, sans être atteinte de la rage. On citoit les personnes qui avoient enlevé ses petits. Un peu de lait grumelé avoit été exprimé de ses mamelles, et donnoit une nouvelle consistance au bruit que l'on s'étoit plu à répandre.

Deux semaines s'étoient à peine écoulées, que l'apparition des premiers symptômes de la rage détruisit toute espérance. A la campagne, deux vaches cessèrent de boire et de manger, et périrent d'hydrophobie. Dans le même temps *Mayen*, qui avoit été mordu au visage, succomboit, à l'hôtel-dieu de Lyon, aux symptômes de cette cruelle maladie.

Successivement treize personnes mordues périrent de la rage, les unes à l'hôtel-dieu, d'autres à la campagne : un quatorzième, qui avoit eu la peau du crâne détachée, mourut d'une inflammation du cerveau.

J'ai vu la plupart de ces infortunés ; j'ai donné des soins à quelques-uns ; c'est d'eux-mêmes que je tiens les détails que je viens de tracer.

Le bruit de cet événement déplorable parvint aux pieds du trône ; le Roi fit distribuer une somme d'argent aux personnes blessées, aux enfans des malheureux qui avoient succombé, et à leurs familles.

ARTICLE DEUXIÈME.

Personnes mordues traitées à l'Hôtel-Dieu.

Douze personnes mordues le 22 mai, entrèrent à l'hôtel-dieu de Lyon le soir et le lendemain. Elles y arrivèrent successivement, et bientôt elles furent entourées d'une multitude de curieux qui se plaisoient à leur faire raconter leur malheur. Les mêmes questions se renouveloient sans cesse, ainsi que les réflexions imprudentes. La nécessité de soustraire ces infortunés aux regards indiscrets et aux discours fatigans des autres malades et des personnes que la curiosité attiroit, engagea à les réunir dans une chambre séparée des autres salles. C'est là que dix hommes furent soignés. Deux filles furent placées dans la salle des femmes blessées.

Il falloit faire choix d'une méthode de traitement. La plupart des plaies étoient situées au visage. Elles étoient si étendues et si profondes, que l'on ne pouvoit penser à employer le cautère actuel, sans craindre de mutiler d'une manière effrayante des malheureux qui l'étoient déjà trop. La communication des plaies avec l'intérieur du nez et de la bouche rendoit difficile et dangereuse l'application des caustiques liquides, tels que le beurre d'antimoine. Le traitement par le mercure avoit été trop souvent employé sans succès à l'hôtel-dieu, pour que l'on pût compter sur l'efficacité de ce moyen.

Dans le moment où l'événement que je retrace eut lieu, les feuilles périodiques prônoient un moyen nouveau. On annonçoit que l'expérience avoit constaté son efficacité ; il étoit publié par le professeur Brugnatelli, et son éloge étoit répété dans la plupart des journaux. Ce remède si vanté est l'acide muriatique oxigéné ou Chlore.

On décida que les malades seroient soumis à son action, et l'on jugea qu'aucun d'eux ne devoit être privé de ses bons effets. Il fut employé en application et en limonade ; la dissolution aqueuse du Chlore étoit étendue jusqu'à agréable acidité, pour être donnée en boisson. Des linges trempés dans une dissolution plus concentrée

concentrée étoient appliqués deux fois par jour sur les plaies dont plusieurs furent cautérisées ; et les malades prenoient chaque jour une pinte de limonade contenant un gros de cette substance.

Ce moyen n'a point répondu à notre attente.

Le traitement chirurgical mis en usage à l'Hôtel-Dieu, a été dirigé par mon ami, le docteur Bouchet, alors chirurgien-major de cet hôpital.

Tantôt il a aussi dirigé le traitement employé pendant la durée de la rage; tantôt ce traitement a été confié à mes soins ; le plus souvent il a été le résultat de nos délibérations.

Les recherches d'anatomie pathologique me sont particulières ; elles ont été l'objet principal de mon travail.

Je vais donner, 1.° les observations des personnes mordues, mortes à l'Hôtel-Dieu ; 2.° les renseignemens qui m'ont été transmis sur celles qui ont succombé à la campagne ; 3.° j'indiquerai le nombre des blessés qui ont eu le bonheur de guérir, et les causes de leur guérison.

OBSERVATIONS.

Claude Mayen, âgé de trente-six ans, d'une forte constitution, père de six enfans en bas âge, 1.ère Obs.

fut mordu le 22 mai 1817, par une louve enragée. Sa lèvre supérieure détachée dans une grande partie de son étendue, formoit un lambeau adhérent au-dessus de la commissure gauche, par une base d'un pouce de largeur. Deux petites plaies avoient été faites au devant de l'oreille gauche, et plusieurs déchirures existoient à la main droite.

Il entra à l'Hôtel-Dieu le lendemain, dans le milieu du jour. Sa lèvre, extrêmement tuméfiée, avoit été réunie, et déjà il y avoit adhésion dans quelques points; elle fut lavée avec soin. Les autres plaies furent cautérisées par l'application du fer rouge. Chaque jour toutes les plaies furent pansées avec des linges imbibés d'eau à laquelle on avoit ajouté de l'acide muriatique oxigené, de manière qu'elle ne fût point trop excitante; le même moyen fut donné en limonade, jusqu'à agréable acidité.

Au huitième jour, Mayen alla prendre le breuvage de Thurins, et il revint à l'Hôtel-Dieu continuer son traitement par l'acide muriatique oxigené.

Le quatorzième jour après la blessure, 5 juin, il fut exposé aux rayons du soleil pendant environ deux heures, en jouant aux cartes. Il mangea plus que de coutume.

Le quinzième, à six heures du matin, il se

plaignit d'une forte douleur de tête ; il avoit commencé à la sentir la veille. Il mangea peu, et refusa de boire. A dix heures, les yeux étoient brillans, le visage coloré, le pouls dur, élevé, un peu fréquent. Quelques instans après, lorsqu'on voulut le faire boire, il éprouva un frisson avec un sentiment de suffocation. Une forte saignée diminua la douleur de tête. Les plaies ne paroissoient point enflammées.

Transporté dans un cachot destiné autrefois aux aliénés, il fut effrayé par le bruit d'une porte de fer, par la vue des barreaux, et par l'aspect de ce lieu resserré et voûté. Il supplia avec instance de lui permettre d'en sortir ; mais un administrateur prononça qu'on ne pouvoit disposer d'aucun autre local.

Dans la soirée, il fut plus agité ; la parole étoit rapide, la respiration devenoit convulsive à la vue des liquides.

Nouvelle saignée, qui diminua un peu la douleur de tête seulement. On fit prendre, tous les trois quarts d'heure, un grain d'extrait aqueux d'opium uni à un tiers de grain d'extrait de bella-dona.

Pendant la nuit, la douleur de poitrine et la suffocation à la vue des liquides s'accrurent.

Le matin du seizième jour, à six heures, céphalalgie générale un peu moins forte que le jour précédent ; l'horreur des liquides étoit augmentée ; dès qu'il en entendoit parler, sa respiration devenoit convulsive. Il eut une grande envie de dormir pendant la matinée ; aussitôt que le sommeil commençoit, il se réveilloit tout effrayé, et toujours la frayeur étoit augmentée par l'aspect du cachot. Le pouls étant élevé, dur, le visage animé et les douleurs vives, on fait une nouvelle saignée qui n'opère aucun changement sensible.

Le malade avoit pris, dans l'espace de vingt-quatre heures, vingt-sept grains d'opium et neuf grains d'extrait de bella-dona.

Dans le milieu du jour, il présentoit les symptômes suivans : la douleur de tête étoit générale, profonde et peu forte ; les yeux étoient brillans, très-ouverts, le regard animé, les mouvemens prompts, la parole rapide. La lumière ne le fatiguoit point, il avoit plus de mémoire et l'imagination plus vive qu'avant le développement de l'hydrophobie ; la sensibilité étoit accrue ; il me prioit de recommander sa femme et ses enfans à une maison de laquelle il avoit reçu des bienfaits. Mayen ne parloit point de son accident ; il paroissoit vouloir se dissimuler la cause des symptômes qui le tourmentoient. L'assoupissement avoit disparu.

La bouche étoit sèche ; le malade crachoit

rarement une petite quantité de matière écumeuse qui se détachoit difficilement. Il ne pouvoit plus avaler les bols de camphre et de musc qu'on lui avoit prescrits ; la respiration étoit presque continuellement convulsive, avec une sensation de suffocation et de douleur brûlante dans la poitrine. L'abdomen étoit sans tuméfaction et sans douleur par la pression ; les muscles de cette partie se contractoient d'une manière spasmodique, comme ceux de la poitrine. Point de selle depuis deux jours. Les urines étoient devenues plus rares ; les dernières rendues la nuit précédente, en petite quantité, étoient un peu plus colorées que dans l'état naturel, transparentes ; leur émission avoit eu lieu sans douleur. Le cœur n'avoit fait éprouver aucune palpitation ; le pouls étoit moins dur, élevé, plus fréquent, égal et régulier. La peau étoit un peu chaude, douce, couverte d'une légère sueur générale.

A quatre heures du soir, les souffrances étoient intolérables, l'agitation continuelle, et le spasme hydrophobique presque sans interruption. Le malade demanda à être saigné. A peine le sang est-il sorti, qu'il veut qu'on le promène ; l'agitation devient extrême ; on est forcé de l'attacher sur son lit un quart-d'heure après ; à six heures du soir, il expire sans avoir manifesté le désir de mordre.

Autopsie. L'ouverture du cadavre fut faite le lendemain à dix heures du matin. Il n'exhaloit qu'une foible odeur; les membres étoient roides. Les cicatrices ne présentoient aucune trace d'inflammation. Il ne restoit qu'une petite plaie dans l'intérieur de la bouche.

Tête : la couleur de la dure-mère et de l'arachnoïde ne paroissoit point changée. Une rougeur vive existoit dans toute l'étendue de la pie-mère qui revêt le cerveau, pénètre dans ses anfractuosités et dans les scissures de Sylvius. Son réseau capillaire sanguin étoit un peu moins injecté autour du cervelet; il ne l'étoit pas sensiblement autour de la moëlle épinière. La rougeur de la pie-mère étoit scarlatine à la partie supérieure de l'hémisphère gauche et à la partie inférieure des lobes antérieurs. Une couche gélatiniforme cachoit la substance du cerveau, au niveau de la fosse temporale gauche; elle disparut, et une sérosité limpide s'écoula, lorsque j'eus divisé avec le scalpel les lames cellulaires de la pie-mère.

La substance du cerveau paroissoit un peu ramollie. Les ventricules latéraux contenoient peu de sérosité. Le cervelet et la moëlle épinière étoient sans altération. La lame de l'arachnoïde qui adhère à la dure-mère, dans le canal vertébral comme dans le crâne, avoit une foible teinte rose. La huitième paire de nerfs (pneumo-gastrique) et plusieurs cordons des plexus cervicaux, examinés avec soin, n'offrirent aucune altération dans leur pulpe et dans leur névrilème.

La bouche et le pharinx, d'un gris pâle, ne contenoient aucune matière écumeuse ; les glandes salivaires parotides, submentales et sublinguales, étoient sans altération de couleur et de volume.

Le larinx présentoit dans quelques points une rougeur naissante qui s'étendoit à la trachée-artère, augmentoit d'intensité inférieurement, où ce canal ainsi que les bronches étoient d'une rougeur de lie de vin. Une mucosité écumeuse, sanguinolente, tapissoit la partie inférieure de la trachée-artère et remplissoit les bronches.

Les poumons, de consistance molle, étoient de la couleur de la brique pilée, à leur surface et dans leur tissu.

Le cœur paroissoit ramolli. Le ventricule gauche étoit vide ; l'oreillette correspondante contenoit du sang noir, ainsi que les deux cavités droites.

Dès que j'eus piqué le ventricule droit, de grosses bulles d'air renfermé dans des vésicules d'un sang vermeil, se dégagèrent. Le sang contenu dans les veines couloit facilement.

L'œsophage, d'un gris pâle dans sa partie supérieure, étoit rouge un peu au-dessus de l'orifice cardiaque. Cette couleur rouge s'étendoit à la membrane muqueuse de toute la partie gauche de l'estomac; sa partie droite étoit de couleur grise. L'estomac, qui étoit tapissé d'une pulpe grisâtre, contenoit quelques fragmens d'une pomme mangée le jour de l'invasion de l'hydrophobie. Le pylore étoit resserré. Les intestins, distendus par de l'air, avoient conservé leur couleur naturelle.

Le diaphragme étoit sans altération. Le foie étoit peu volumineux, ramolli, d'un gris brun, laissant échapper peu de sang après la division de son tissu. Un peu de bile étoit contenue dans la vésicule du fiel.

La rate et le pancréas conservoient leur volume ordinaire.

Remarques. L'observation de la maladie de *Mayen* donne lieu à plusieurs remarques importantes : 1.° la plaie de la lèvre ne fut point cautérisée; cette opération pratiquée avec le fer rouge eût été bien cruelle, et pour appliquer un caustique liquide, il auroit fallu déchirer les adhérences déjà formées; le premier jour étoit passé, et l'on n'étoit point sans espérance de succès de l'emploi de quelques autres moyens.

2.° Le chlore dissout dans l'eau n'a pas répondu à notre attente.

3.° L'action des rayons du soleil a paru faire développer la rage, le 14.e jour, à la manière des phlegmasies cérébrales.

4.° L'opium administré à haute dose, l'extrait de bella-dona et les autres antispasmodiques, n'ont point apaisé des symptômes, considérés assez généralement comme nerveux.

5.° La saignée a calmé les douleurs, seulement au commencement de la maladie.

6.° L'agitation de la phrénésie a précédé la mort ; mais la poitrine étoit le siége des souffrances.

7.° L'ouverture du cadavre a offert les traces d'une inflammation d'une méninge et de la membrane muqueuse des organes de la respiration.

8.° La bouche ne contenoit point d'écume. Un mucus écumeux sanguinolent existoit dans la trachée-artère et dans les bronches, dans le lieu enflammé.

9.° D'où venoient les bulles d'air que contenoit le ventricule droit du cœur ?

BENOIT RICHER, âgé de dix-neuf ans, d'une bonne constitution, mordu par la même louve le 2.e OBS.

22 mai 1817, eut trois blessures au côté droit du col et deux à l'avant-bras droit. Conduit à l'Hôtel-Dieu de Lyon, éloigné de dix lieues du village où il avoit été mordu, ses plaies furent cautérisées le 23 au matin, par l'application du fer rougi à blanc ; pendant huit jours elles furent pansées avec le chlore dissout dans de l'eau, et chaque jour il en prenoit en limonade.

Après ce laps de temps, il alla prendre le breuvage de Thurins ; puis il retourna à ses travaux de la campagne, où il étoit fréquemment exposé aux rayons du soleil.

Le 14 juin 1817, il me remit une lettre dans laquelle il m'étoit recommandé ; déjà son visage étoit animé, ses yeux brillans et son pouls fort. Il entra à l'Hôtel-Dieu.

Le matin du jour suivant, 15 du mois, il refusa de boire, et mangea peu. Une céphalalgie légère se fit sentir dans le milieu du jour. La respiration devint convulsive à la vue des liquides ; il se plaignoit d'une sensation douloureuse dans la poitrine. Ses plaies ne parurent point enflammées.

La saignée fut pratiquée, les antispasmodiques et les préparations mercurielles furent employés à haute dose.

Le 16, les symptômes s'accrurent. La vue des liquides rendoit la respiration convulsive et suffocante ; le malade ne put boire ; il fut continuellement agité par la frayeur.

Le 17 juin, il mourut à 4 heures du matin.

Le cadavre fut ouvert dans le milieu du jour. Autopsie.
Les membres étoient roides ; les plaies étoient presque cicatrisées et sans tuméfaction.

La dure-mère présentoit sa couleur blanche ordinaire, l'arachnoïde sa teinte rose pâle. La pie-mère étoit pénétrée de beaucoup de sang, dans toute la portion qui entoure le cerveau et qui pénètre dans ses anfractuosités ; des taches d'un rouge écarlate, d'un ou deux pouces de diamètre, de forme irrégulière et non circonscrite, existoient sur toutes les faces du cerveau. Autour des nerfs optiques, la pie-mère paroissoit largement ecchymosée.

Le cerveau étoit mou, sans altération de couleur ; un grand nombre de points rouges sanguinolens se formoient dès qu'on divisoit la substance.

Les ventricules latéraux contenoient un peu de sérosité ayant une légère teinte rose ; les plexus choroïdes étoient d'un rouge brun. Un plexus choroïde, qui ferme en arrière le quatrième ventricule, et qui s'étend en avant, près de l'origine de la huitième paire de nerfs, étoit aussi d'un rouge brun.

Le cervelet et la moëlle épinière n'étoient

point altérés dans leur substance. L'arachnoïde vue au col et au dos, étoit d'un rose pâle comme dans le crâne; dans le canal vertébral, la pie-mère étoit moins gorgée de sang.

La langue et les autres parties de la bouche et de l'arrière-bouche étoient pâles; ces cavités ne contenoient point de salive. Les glandes salivaires présentoient leur couleur et leur volume ordinaires.

La cavité du larinx, d'un gris pâle, contenoit un peu de mucosité. La trachée-artère, légèrement phlogosée dans sa partie moyenne et vers la division des bronches, ne contenoit aucun liquide.

Les poumons étoient parsemés à leur surface, de bulles d'air qui soulevoient la membrane séreuse, et présentoient une multitude de vésicules transparentes, plus nombreuses dans le tissu cellulaire lâche qui entouroit les vaisseaux. La couleur des poumons étoit rouge, légèrement brune, comme celle du carreau pilé.

Le cœur avoit sa couleur et son volume ordinaires. Le ventricule gauche étoit vide; l'oreillette correspondante contenoit un peu de sang noir très-liquide. Un caillot gélatineux, de la grosseur d'un petit œuf de poule, existoit dans le ventricule droit et se prolongeoit dans l'oreillette du même côté ; les veines de la poitrine et du col fournirent une grande quantité de sang noirâtre très-liquide.

La plèvre de l'un et de l'autre côté, le péricarde et le diaphragme étoient sans traces d'altération.

La membrane intérieure de l'œsophage étoit grise, ainsi que celle de l'estomac ; ce dernier organe ne contenoit ni air, ni liquide ; il étoit tapissé d'une matière grise, pulpeuse ; il y avoit un peu de matière fuligineuse. Le pylore et le commencement du duodenum étoient resserrés. Les intestins étoient distendus par de l'air, et sans trace d'inflammation.

Le foie, la rate et le pancréas avoient leur volume ordinaire ; un peu de bile verte étoit contenue dans la vésicule du fiel.

Cette observation présente cela de remarquable, 1.° que la cautérisation par le fer rougi a été faite sans succès, le jour qui a suivi celui de l'accident. Remarques.

2.° Que la pie-mère offroit des traces d'inflammation portée à un haut degré.

3.° Le plexus du quatrième ventricule, qui est ordinairement si peu apparent, que nos meilleurs anatomistes l'ont passé sous silence, étoit d'une couleur rouge foncé.

4.° La trachée-artère et les bronches présentoient, comme les poumons, une couleur rouge brun, semblable à celle du carreau pilé.

5.° Les poumons étoient emphysémateux.

3.e Obs. Jean-François Guyot, du village de la Balme, âgé de dix huit ans, d'une complexion peu forte, fut mordu le 22 mai 1817 par une louve, qui lui divisa la commissure gauche des lèvres, et le dos du nez dans sa moitié inférieure.

Conduit à l'Hôtel-Dieu de Lyon le même jour, il fut cautérisé le soir, environ douze heures après l'accident. La profondeur de la plaie du nez étoit telle, que quelques points pouvoient avoir échappé à l'action du cautère.

Il fut pansé chaque jour deux fois, avec la dissolution aqueuse de chlore, et il prenoit cette substance en limonade.

Le 17 juin, il fut péniblement affecté de voir sortir de la salle Antoine Gros, mordu comme lui par la louve enragée, et qui donnoit des signes d'hydrophobie. Les jours précédens, Guyot qui parcouroit souvent l'hôpital, et qui prêtoit l'oreille aux conversations des malades, avoit entendu des discours peu consolans sur l'événement dont il étoit l'une des victimes. Il mangea peu le jour de la sortie de Gros; mais le 18 et le 19, il mangea avec appétit. Le 20, après avoir été exposé à l'action du vent du sud qui souffloit avec force, il eut des frissons et quelques mal-aises.

Le 21 au matin, il éprouve de la difficulté à boire ; le visage est coloré ; les yeux sont brillans ; les mouvemens prompts ; la parole rapide ; le pouls élevé, dur, fréquent, régulier. Les plaies sont sans douleur et sans inflammation ; elles sont en partie cicatrisées.

Le malade est transporté dans une chambre isolée ; on applique sur l'une et l'autre de ses plaies de la pierre à cautère, par le conseil du docteur Girard, auteur de plusieurs savans mémoires sur le tetanos rabien. Cette application est faite dans l'intention de cautériser les portions de nerfs déchirés par les dents de l'animal. On administre à haute dose, l'opium uni au carbonate de potasse.

Dans l'après midi, il boit avec peine ; son col se resserre d'une manière spasmodique à la vue des liquides, et sa respiration est convulsive : un vésicatoire est appliqué à la nuque.

Le 22, la face est toujours animée ; la difficulté d'avaler les liquides s'est accrue ; le malade parvient à manger un morceau de pain trempé dans de l'eau, pendant quelques instans d'une foible rémission : on lui fait prendre encore trois cuillerées de soupe de riz ; mais il éprouve une agitation extrême. Plus tard, il mange deux biscuits; la déglutition est difficile. Il refuse ensuite tout aliment. La vue des liquides et des vases de verre rend la respiration convulsive, et cause un sentiment douloureux de suffocation.

Animé d'une vive sensibilité, le malade témoigne beaucoup de reconnoissance aux personnes qui le visitent : il supplie M. l'économe de lui permettre de toucher sa main, et prie qu'on ne le laisse point seul; il se plaint d'éprouver de continuelles frayeurs, dont il ne peut expliquer la cause. Il crache fréquemment.

Une drachme d'opium et trois drachmes de carbonate de potasse, avoient été prises depuis la veille, sans que Guyot eût éprouvé du sommeil ou des sueurs.

A onze heures, il refuse d'abord l'application de quatre sangsues, dont l'aspect lui cause un saisissement très-grand : on les cache dans un vase de terre ; il parvient à maîtriser sa crainte, et on les applique au col. Il éprouve, depuis le matin, une contraction douloureuse des muscles du bras droit, de l'avant-bras et de la main.

A six heures du soir, les souffrances de Guyot deviennent intolérables ; sa poitrine est agitée de violentes convulsions qui s'étendent à tout le corps ; il se jette avec précipitation hors

de

de son lit, en poussant des cris effrayans, et qui font fuir de son cachot les infirmiers qui l'entouroient, quoiqu'il ne menace personne. Je ne puis me défendre d'une semblable crainte; aucun autre enragé ne me l'a inspirée au même degré, et je fuis aussi le spectacle de la plus affreuse douleur, *horresco referens*. Personne n'ose l'approcher pour l'attacher sur son lit. Les convulsions deviennent continuelles; les cris se changent en hurlemens; il meurt le 23, à quatre heures du matin.

L'autopsie fut faite dans le milieu du jour. Autopsie. Le cadavre n'exhaloit qu'une odeur peu fétide; les membres étoient roides; le visage un peu coloré. Les escarres produites par l'application de la pierre à cautère, embrassoient toute l'étendue des parties comprises dans les deux plaies: il y avoit une légère dilatation des pupilles.

A l'ouverture du crâne, on trouva les sinus gorgés de sang; la dure-mère avoit sa couleur et son épaisseur ordinaires; l'arachnoïde présentoit une teinte rose pâle dans les parties où elle est séparée de la pie-mère (comme je l'ai observé dans les cadavres de personnes mortes de maladies aiguës, sans symptômes cérébraux).

Le réseau vasculaire de la pie-mère étoit extrêmement injecté dans toute la circonférence du cerveau, dans ses anfractuosités et surtout dans les scissures de Sylvius : les faces supérieure, latérales et inférieure, offroient des taches de rougeur scarlatine, d'un pouce environ de diamètre, inégales et mal circonscrites. La pie-mère étoit noire, comme ecchymosée, depuis la réunion des nerfs optiques jusqu'à la protubérance anullaire ; du sang très-fluide étoit extravasé dans les cellules de son tissu ; lorsqu'on la détachoit de la substance cérébrale, toute la partie ecchymosée s'enlevoit ; la pulpe corticale intacte, se couvroit de points sanguinolens, par la rupture des vaisseaux qui la pénètrent.

Les ventricules latéraux contenoient une petite quantité de sérosité rose ; le plexus choroïde de ces cavités étoit d'un rouge brun ; celui du quatrième ventricule étoit d'un rouge grisâtre.

La substance du cerveau étoit un peu plus molle que dans les cas ordinaires, aucun des corps renfermés dans cet organe, tels que les corps cannelés, la glande pinéale, les tubercules quadrijumaux, n'étoit altéré dans sa couleur ou dans sa forme.

Autour du cervelet, dont la substance n'offroit point de trace d'altération, la pie-mère étoit un peu moins injectée ; elle l'étoit moins encore au commencement du canal vertébral,

La bouche et le pharinx ne contenoient point de salive écumeuse.

La membrane muqueuse de ces cavités et celle du larinx, étoient de couleur grise pâle; la trachée artère, rose dans sa partie moyenne, d'un rouge brun près de sa bifurcation et dans les bronches, contenoit une matière écumeuse dans toute son étendue. La surface des poumons étoit couverte de vésicules transparentes, formées par de l'air infiltré dans le tissu cellulaire sous-séreux ; la piqûre avec le scalpel, les faisoit disparoître. L'un et l'autre poumon étoient d'un rouge brun à leur surface et dans leur parenchyme.

Le ventricule gauche du cœur étoit ferme et ne contenoit point de sang; le ventricule droit, moins dur, contenoit, ainsi que les deux oreillettes, du sang noir, liquide. Lorsque je divisai l'aorte pectorale, il en sortit un grand nombre de bulles d'air avec du sang; un caillot gélatiniforme, cylindrique, long de huit à dix pouces, étoit placé dans cette artère et se prolongeoit dans l'artère sousclavière droite ; la couleur des membranes artérielles étoit, comme dans les cas ordinaires, d'un gris pâle extérieurement et jaunâtre intérieurement.

Les membranes séreuses de la poitrine et le diaphragme, ne paroissoient point altérés.

Membrane muqueuse de l'œsophage pâle ; estomac resserré dans sa partie moyenne ; un peu rouge dans quelques points de sa face intérieure, qui étoit tapissée d'un mucus gris et épais : il contenoit deux vers lombrics. Intestins distendus par de l'air, sans altération de couleur, excepté dans une partie du jejunum qui contenoit deux lombrics, et qui étoit phlogosée.

Foie un peu mou, d'un rouge mêlé de brun ; la vésicule du fiel renfermoit un peu de bile : la rate et le pancréas conservoient leur volume ordinaire. Le mésentère, pénétré de graisse, étoit pâle, ainsi que les glandes mésentériques.

Rémarques. I.ere Quelques parcelles de virus, cachées dans les parties profondes de l'une des plaies ; ont pu échapper à l'action du cautère actuel, appliqué douze heures environ après l'accident. Cette observation ne pourroit donc être citée comme un exemple de son inefficacité.

II.e La potasse caustique, appliquée après l'invasion de l'hydrophobie, avoit détruit les portions de nerfs irrités, dilacérées par les dents de l'animal : pourroit-on espérer plus de succès de l'amputation d'un doigt ou d'un membre mordu ?

III.e L'opium uni au carbonate de potasse, selon la méthode de *Stutz*, a été fréquemment employé avec le plus grand succès par M. *Bou-*

chet, chirurgien major de l'Hôtel-Dieu, contre le tétanos traumatique : ici son effet a été nul.

IVe Une affection triste de l'âme et l'exposition à un vent violent, ont été suivies de l'invasion de l'hydrophobie.

V.^e Ce malade est le seul que je n'aye osé toucher près du terme de la maladie ; avant que ses convulsions effrayantes et les hurlemens affreux qu'il faisoit entendre ne devinssent continuels, les intervalles qu'ils laissoient étoient remplis par les accens de la plus touchante sensibilité. Jamais il n'a eu envie de mordre.

VIe La pie-mère et la membrane muqueuse des voies aériennes, laissoient apercevoir les traces d'une forte inflammation.

VIIe Aucune matière écumeuse n'existoit dans la bouche et dans le pharinx : les glandes salivaires ne présentoient aucune altération ; c'est dans la trachée artère, dans le lieu enflammé, que résidoit cette écume. Etoit-ce de la salive ou du mucus des bronches ?

VIIIe Les poumons étoient emphisémateux ; on conçoit que l'action violente et convulsive des muscles de la poitrine a pu rompre quelques cellules bronchiques. Comment l'air qui s'est échappé abondamment de l'aorte étoit-il parvenu dans cette artère ?

4.e Obs. Pierre Berthet, âgé de soixante-un ans, berger, d'une forte constitution, fut mordu le 22 mai 1817, à six heures du matin, au hameau de Cachenuit, commune de Labalme. La louve, aux fureurs de laquelle il fut si malheureusement exposé, par la frayeur d'une fille qui ferma précipitamment une porte, emporta sa lèvre inférieure dans toute sa largeur.

Il fut conduit le lendemain à l'Hôtel-Dieu de Lyon, où l'on fit sur sa plaie l'application du fer rougi à blanc. Chaque jour la plaie fut pansée deux fois, avec une assez forte dissolution de chlore dans de l'eau. Le malade prenoit cette substance en limonade.

Le 17 juin, il fut péniblement affecté, ainsi que Guyot, de la maladie commençante de Gros. Jusque-là il avoit ignoré le funeste résultat des blessures de ses compagnons d'infortune; et il avoit paru rassuré sur son état. Dès ce jour il perdit l'espérance d'échapper à la rage; tous les matins il alloit à la messe à Fourvières. Le 19, une femme ayant été prise de convulsions dans l'église, Berthet fut effrayé; il me rapporta qu'il avoit cru voir l'une des personnes mordues en même temps que lui, tomber dans un accès de rage. Néanmoins, il continua ses courses à Notre-Dame de Fourvières. Il restoit seul dans la salle des hydrophobes; la plupart étant retournés à la campagne, les autres ayant succombé : continuellement il étoit inquiet et abattu.

Le 26 juin, il éprouva une légère douleur de tête avec foiblesse générale : cette douleur se dissipa le 27 dans l'après midi.

Le 28, au lieu de monter à l'église de Fourvières, il resta assoupi ; sa tête étoit pesante ; il refusa de manger une partie de la soupe qu'on avoit coutume de lui porter à cinq heures du matin ; et dans un moment où la sœur passa le bras devant son visage, sa respiration devint légèrement spasmodique. Ce symptôme fit connoître l'invasion de la rage ; le malade fut conduit dans un cachot.

On lui donna un lavement d'une forte décoction de kina, dans laquelle on avoit agité du gaz acide hydrosulfurique (gaz hydrogène sulfure), et fait dissoudre deux drachmes d'extrait d'opium.

A onze heures, il ne peut boire sans une agitation convulsive des muscles de la poitrine ; il veut qu'on le laisse dormir. La plaie n'est ni douloureuse ni enflammée ; le visage est coloré, le pouls fort et fréquent ; il n'y a point de céphalalgie ; il attribue à un coup d'air le retour d'une ancienne douleur à la cuisse.

A midi, somnolence avec roideur et agitation spasmodique des membres supérieurs. On fait une saignée de seize onces ; on place sur la tête de la glace pilée, contenue dans une vessie ; deux vésicatoires sont appliqués aux jambes, et des synapismes aux pieds. Le premier lavement n'avoit point été rendu ; on en fait donner un purgatif (composé d'une décoction de séné, dans laquelle on fait dissoudre de la manne et de la crême de tartre soluble) ; on fait prendre un bol de gomme arabique et de sel de nitre tous les quarts d'heure.

A trois heures, suspension des fonctions du cerveau et des organes des sens ; roideur tétanique avec tremblement continuel des bras, qui restent dans une demi-flexion et élevés. Le malade entr'ouvre les paupières lorsqu'on lui parle avec force ; les pupilles resserrées et immobiles se cachent sous la paupière supérieure. La face est toujours colorée ; le pouls fréquent, très-fort et inégal ; la respiration lente et sifflante, avec contraction spasmodique des muscles du col : sueurs générales.

A quatre heures, il éprouve deux évacuations alvines.

A six heures, le malade répond aux questions qu'on lui fait, et retombe dans l'assoupissement ; le pouls est toujours fort. Nouveau lavement purgatif. Douze sangsues appliquées aux cuisses font couler une quantité modérée de sang ; synapismes aux membres inférieurs et glace sur la tête renouvelés. Quelques gouttes d'oxicrat, bues à l'aide d'un biberon, causent des spasmes violens.

Le 29, le malade a bu une pinte d'oxicrat pendant la nuit ; les synapismes aux pieds et la glace sur la tête ont été continués. Douze sangsues ont été appliquées aux tempes à cinq heures du matin ; deux selles à six heures, avec vertiges : il prend un bouillon sans difficulté ; cessation de l'assoupissement.

Une nouvelle application de sangsues est faite à dix heures ; lavement laxatif ; pilules de camphre et d'assa fœtida, toutes les demi-heures. Le malade a peine à avaler du bouillon ; la chaleur de la peau est moindre ; la sueur a cessé.

A midi, il mange une soupe de vermicelle : de midi à deux heures, il boit une demi-pinte d'eau et de vin mêlés, avec la précaution de fermer les yeux. Il mange encore dans l'après-midi, une soupe de riz et une soupe de pain.

A sept heures du soir, il éprouve par instans, un délire tranquille ; il croit voir une multitude d'hommes marcher autour de lui, et recommande au frère qui le sert de les chasser ; il quitte son lit pour aller appliquer la main sur un mur blanc, et il dit qu'il a tué un millier de punaises ; pourtant, ses réponses à diverses questions sont justes : visage coloré; point de douleur ni de pesanteur de tête; mouvemens rapides; loquacité; paroles entrecoupées; crainte de ne pouvoir bientôt plus parler; les boissons qu'on lui présente et l'agitation de l'air, rendent la respiration spasmodique, semblable à celle d'une personne qui est subitement plongée dans l'eau; il avale aisément ses pilules. Pouls élevé, moins dur; les sangsues appliquées le matin ont fait couler peu de sang.

Douze sangsues, appliquées le soir au bras, donnent encore peu de sang. Continuation de l'application de la glace sur la tête; le bruit de l'eau que renferme la vessie le fatigue; synapismes largement appliqués aux pieds, aux jambes et aux cuisses; lavement laxatif.

Le 30, le malade n'a rien voulu prendre pendant la nuit; il est dans une agitation continuelle; son corps est couvert de sueur un peu froide, et toute sa chemise est mouillée. La voix est affoiblie, le pouls petit et très-foible, presqu'insensible, malgré l'agitation du malade; la face est abattue. Il crache continuellement une mucosité écumeuse qui paroît venir de la gorge et être chassée par une expiration forte : mort un quart d'heure après, à huit heures du matin. Il avoit commencé à cracher un peu la veille.

J'en fis l'ouverture le jour suivant, vingt-six heures après la mort. Le cadavre étoit sans odeur et sans altération de couleur , malgré le vent du sud et une température très-élevée. Roideur des membres ; la plaie suppuroit encore dans un point ; elle étoit cicatrisée dans la plus grande partie de son étendue, et sans trace d'inflammation ; elle n'avoit été ni douloureuse, ni tuméfiée pendant la marche de l'hydrophobie. Autopsie.

A l'ouverture du crâne, la dure-mère parut sans tracé d'altération ; le sinus longitudinal étoit gorgé de sang ; une couche d'apparence gélatineuse, épaisse, couvroit la surface du cerveau ; la piqûre de la pie-mère fit couler une abondante quantité de sérosité infiltrée dans ses cellules, et la couche d'aspect gélatineux disparut. Le réseau capillaire de la pie-mère étoit injecté de telle manière, que cette membrane étoit rouge dans toute son étendue ; elle l'étoit davantage vers les scissures de Sylvius et autour des prolongemens antérieurs de la moelle alongée. La substance du cerveau ne paroissoit point altérée ; les ventricules latéraux contenoient une petite quantité de sérosité rougeâtre. Les plexus choroïdes de ces deux cavités , et celui du quatrième ventricule, étoient rougeâtres. Les autres parties du cerveau, la substance du cervelet et la naissance de la moelle de l'épine paroissoient intactes.

Aucun changement de couleur ou de volume des glandes salivaires.

Membranes muqueuses de la bouche et du pharinx pâles ; ces cavités ne contenoient aucune matière écumeuse.

Le larinx étoit sans altération ; la trachée artère étoit un peu rouge ; les bronches grisâtres ; il n'y avoit point de mucosité dans ces conduits. Poumons un peu rouges , offrant des bulles d'air dans le tissu cellulaire sous-séreux, à leur partie antérieure. Plèvre costale droite, rouge vers sa partie moyenne.

Cœur mou ; point de sérosité dans le péricarde qui étoit sans trace d'altération ; ventricule gauche ne contenant point de sang ; un sang noir , liquide, contenant une multitude de points d'aspect huileux, existoit dans le ventricule droit , dans les deux oreillettes, dans les veines sousclavières et dans les sinus du cerveau.

Le diaphragme ne présentoit aucune trace d'altération.

L'œsophage et l'estomac étoient sans rougeur. Un liquide grisâtre, épais , tapissoit l'intérieur de l'estomac. Le pylore étoit un peu resserré. Les intestins grêles étoient rouges dans toute leur étendue, et contenoient quatre vers dans les parties les plus enflammées. Les gros intestins étoient distendus par de l'air; ils conservoient leur demi-transparence sans rougeur; quelques parcelles de matière brune étoient disséminées sur leur partie intérieure, sans y adhérer.

Le foie, un peu mou, avoit sa couleur et son volume naturels; la vésicule du fiel contenoit un peu de bile : la rate n'étoit point altérée.

I.re De même que dans l'observation précédente, quelques parcelles du virus, déposé dans cette grande plaie faite au visage de Berthet, avoit échappé à la cautérisation; ou cette opération a été faite trop tard. Remarques.

II.e La frayeur a probablement contribué au développement de la maladie.

III.e Le frisson hydrophobique a été pour Berthet, comme pour les autres, le symptôme pathognomonique; avant son apparition, rien ne décéloit encore la rage; dès qu'il se montra, on n'eut plus de doute.

IV.e Le lavement narcotique, auquel on ajouta du gaz hydrogène sulfuré, produisit, avec le narcotisme, une roideur convulsive des membres, semblable à celle que j'avois vu se manifester dans une expérience du professeur Chaussier. Un cheval, dans les intestins duquel on avoit injecté une plus grande quantité de gaz hydrogène sulfuré, eut cette roideur convulsive des membres; il périt après quelques minutes. L'action de ce moyen violent s'est donc manifestée d'une manière évidente, mais sans succès.

V.e L'irritation inflammatoire du cerveau a été combattue par les évacuations sanguines répétées, par l'application de la glace sur la tête, et par les excitations multipliées aux régions inférieures du corps; les fonctions cérébrales se sont rétablies, mais l'agitation hydrophobique a persisté et s'est bientôt terminée d'une manière funeste.

VI.e Berthet, de même que les autres malades, n'a craché que pendant la dernière moitié de la maladie, et plus souvent vers la fin.

VII.e Le cerveau paroissoit enflammé; les poumons étoient emphysémateux.

5.e Obs. Jean-Baptiste Rigaud, âgé de vingt ans, fut mordu, le 22 mai, ainsi que les malades précédens, à la commissure gauche des lèvres. Il se borna, le premier jour, à laver sa plaie avec de l'eau et du sel. Le 24 juin, il prit le remède de Thurins.

De retour à la campagne, il fut soumis à un traitement mercuriel, après avoir été saigné. Le mercure administré en frictions, pendant sept jours, causa la salivation et un engorgement des gencives, qui en firent suspendre l'usage. On fit prendre le camphre à haute dose pendant un mois; on donna plusieurs fois le calomélas, aussi à forte dose.

Rigaud continua ses occupations ordinaires, et le matin il alloit aux champs garder ses bestiaux; un sentiment de crainte continuelle l'empêcha d'y aller pendant la nuit. Il étoit tellement pénétré de ce sentiment, que trois semaines après son accident, un lièvre qui passa près de lui, à la naissance du jour, lui fit jeter des cris de frayeur.

Plusieurs personnes étoient déjà mortes de la rage, à la campagne, et notre malade ne l'ignoroit point. Le 4 juillet il apprit encore la mort d'un jeune homme qui avoit été mordu comme lui; il résolut de se rendre à l'Hôtel-Dieu de Lyon, donnant pour prétexte qu'il vouloit éviter à sa mère les frais d'un traitement long. Il me fut recommandé, et il entra dans l'une des salles confiées à mes soins, le 7 juillet 1817.

La plaie étoit cicatrisée depuis trois semaines; la cicatrice, d'environ huit lignes, n'étoit ni rouge, ni tuméfiée, ni douloureuse. Depuis trois semaines aussi, il ne pouvoit éloigner la crainte d'être sans cesse poursuivi par la louve qui l'avoit assailli; il regardoit souvent derrière lui, quoiqu'il conservât toute sa raison. Sa tête étoit pesante; les pupilles extrêmement dilatées, se contractoient peu à la lumière; le ventre étoit serré.

Le 8, on pratiqua une saignée au bras, et la tête fut moins pesante.

Le 9, deux onces de manne produisirent deux selles; toujours les pupilles étoient très-dilatées.

Le 10, le malade prit de la limonade avec la crême de tartre soluble.

Le 11, pesanteur et légère douleur de tête; face colorée; pouls élevé; point de trouble dans les autres fonctions. Six sangsues furent appliquées aux cuisses, et un vésicatoire placé à une jambe. Le sang coula continuellement, depuis onze heures du matin jusqu'au lendemain à trois heures après minuit. La tête fut moins pesante, sans douleur; le pouls moins élevé et plus souple; quelques envies de vomir eurent lieu le soir, sans amertume de la bouche.

Jusque-là, le malade s'étoit rendu utile dans la salle, avec beaucoup d'intelligence.

Le 13, assoupissement pendant la nuit; tête pesante, face colorée; retour des envies de vomir; point de gêne dans la respiration; une selle;

selle ; le malade ne veut rien prendre le matin. A onze heures, on applique quatre sangsues aux tempes. A midi, la respiration commence à être suspirieuse à la vue des liquides. A trois heures, vivement ému par la frayeur de perdre tout son sang, il supplie de fermer les plaies faites par les sangsues ; il dit que toutes ses forces s'épuisent. Le vésicatoire cause une vive douleur depuis le commencement du jour ; l'exaltation de la sensibilité est telle, qu'à quatre heures, lorsqu'on le lève, la douleur est extrême, et Rigaud s'écrie qu'il est perdu.

A cinq heures, il consent avec peine à prendre quelques cuillerées de soupe d'herbes ; alors, une constriction spasmodique du col rend la déglutition difficile ; la respiration est courte, précipitée ; la parole entrecoupée ; le bruit le fatigue, principalement les plaintes des malades ; il craint qu'on n'élève trop la voix, lorsqu'on lui parle : il refuse de boire.

A sept heures, il est dans le même état : on applique sur la tête de la glace contenue dans une vessie, et de la moutarde aux cuisses. A neuf heures, il avale, sans grande difficulté, trois bols de camphre, de musc, d'assa fœtida et de valériane, et une pilule contenant un demi-grain d'oxide de bismuth. Une heure plus tard, il prend une très-petite quantité d'une mixture, dans laquelle entroient douze gouttes d'huile essentielle de rhue; il refuse d'en prendre davantage. Il se plaint d'un sentiment de constriction à l'épigastre et de quelques envies de vomir. Un emplâtre antispasmodique (de diabotanum et de camphre) appliqué sur l'épigastre, cause, pendant la nuit, une sensation de pesanteur qui oblige de l'ôter. Un vésicatoire est appliqué à la nuque.

Le 14, à sept heures du matin, dès qu'il est endormi, il se réveille en criant qu'il tombe d'une fenêtre ou dans un précipice. Une ardeur intérieure fait naître une soif vive et un grand désir de boire de l'eau froide; la seule vue de ce liquide le suffoque; l'agitation de l'air le fatigue; le bruit de l'eau qui tombe d'un tuyau de pompe, placé dans une cour, à quinze pas environ de son lit, rend sa respiration difficile, quoiqu'il ne puisse l'apercevoir. Il rend une selle.

A midi, il devient tranquille; ses souffrances s'apaisent; il parvient à boire une cuillerée d'eau fraîche, non sans que sa poitrine soit agitée. Le calme se maintient pendant toute la soirée.

A minuit, l'agitation se renouvelle avec force.

Le 15 au matin, deux frères l'obligent à rentrer dans son cachot; il les frappe des mains, sans témoigner, dans sa colère, la plus légère envie de mordre. La respiration est convulsive ; il éprouve dans la poitrine une chaleur brûlante ; la tête n'est point douloureuse ; les pupilles sont toujours dilatées ; les mouvemens brusques et la parole rapide. Il ne veut rien prendre.

Le malade, qui crachoit peu le matin, crache continuellement dans le milieu du jour, une matière écumeuse et visqueuse.

A onze heures, il reste couché sur le dos, le visage rouge, les yeux très-ouverts, hagards, souvent élevés ; il parle sans cesse, et tantôt il délire, tantôt ses réponses sont justes : il récite des prières, et exhorte de prier avec lui, ajoutant qu'il est appelé à Dieu. Il s'exprime avec une touchante sensibilité, et me prie d'écrire à M. de Mép... de lui pardonner d'avoir laissé manger ses bois par son bétail. — Pas souvent, ajoute-t-il, mais trop. — Son corps se couvre de sueur ; le pouls est foible et fréquent.

A deux heures, le délire devient violent ; il frappe son lit, en disant : Je la tiens cette bête noire, et il expire.

Autopsie faite le lendemain à dix heures. Le cadavre est sans odeur et sans altération de couleur ; les membres sont roides ; la pie-mère est gorgée de sang dans toute son étendue ; les Autopsie.

sinus contiennent beaucoup de sang très-liquide. Peu de sérosité dans les ventricules latéraux ; plexus choroïdes de ces ventricules et du quatrième, rouges grisâtres ; substance cérébrale molle ; aucune autre altération des parties intérieures du cerveau, du cervelet et de la moelle épinière.

Point de salive dans la bouche ni dans l'arrière-bouche. Le larinx et la trachée artère présentent une rougeur vive, surtout dans l'intervalle des cartilages, et ne contiennent point de mucosité. La rougeur s'étend dans les bronches, la droite contient de l'écume blanche comme de la neige.

Tout le médiastin est le siége d'un emphysème, qui s'étend au tissu cellulaire intermusculaire du col, et à la portion du mésentère, voisine du diaphragme.

Le ventricule droit du cœur et les oreillettes, contiennent du sang très-liquide, d'un aspect huileux. Les membranes séreuses étoient sans altération de couleur.

L'estomac contracté renferme des fragmens de cerise et peu de liquide ; un ver lombric est dans le pylore, qui est médiocrement resserré ; huit lombrics existent dans différens points phlogosés des intestins grêles. Les gros intestins, le foie, la rate et le pancréas, ne sont point altérés.

Les circonstances les plus remarquables de cette observation sont : 1.° l'excessive sensibilité de tout le corps, unie à une extrême et continuelle frayeur ; il croyoit être sans cesse poursuivi par la louve qui l'avoit mordu. Remarques.

2.° L'inutilité du traitement mercuriel, ensuite de la méthode antiphlogistique et antispasmodique.

3.° Quoique contrarié dans une période avancée de la maladie, Rigaud n'a point eu envie de mordre.

4.° Il n'a craché que pendant les derniers jours de la maladie ; peu d'abord, puis presque continuellement.

5.° L'autopsie montre la pie-mère et la trachée artère enflammées ; de l'écume blanche remplissant l'une des bronches, et le tissu cellulaire du médiastin, du col et du mésentère emphysémateux.

Antoine Gros, âgé de 19 ans, bien constitué, avoit été mordu profondément au col. Il arriva à l'Hôtel-Dieu le lendemain de ce funeste accident. Plusieurs plaies, qui occupoient toute la largeur du col, étoient profondes et tuméfiées ; la respiration étoit gênée, et la déglutition 6.e Obs.

difficile. On ne jugea pas qu'il fût possible d'appliquer un caustique, sans exposer le malade à de plus graves accidens. On eut recours au traitement antiphlogistique, pour combattre les symptômes qui menaçoient sa vie. Lorsque l'inflammation fut dissipée, que la respiration et la déglutition furent faciles, on soumit le malade aux pansemens, avec l'acide muriatique oxigéné, comme dans les observations précédentes, et on prescrivit la même limonade.

Le 17 juin, les plaies de Gros étoient en grande partie cicatrisées; sa tête étoit pesante et douloureuse; son visage coloré et ses yeux brillans. Il fut sans appétit le matin; dans le jour, il refusa de boire; le soir, la vue des liquides rendit sa respiration convulsive, et fit naître un sentiment de suffocation.

Le malade fut conduit dans une chambre séparée; les accidens s'accrurent; les antispasmodiques, l'opium et la saignée, n'arrêtèrent point la marche de l'hydrophobie. Le malade tomba dans un affaissement, dans un état d'adynamie qui persista jusqu'à la mort. Il succomba le 19 juin 1817.

L'ouverture du corps n'a point été faite.

Si ce malade eût pu recevoir les secours de l'art, peu d'instans après la morsure, on auroit sans doute lavé pendant long-temps et avec soin la plaie, afin d'entraîner le virus, puisque l'application d'un caustique liquide ne pouvoit être faite sans difficulté et d'une manière complète.

L'observation qui suit n'est point un exemple de rage, mais d'inflammation du cerveau terminée par suppuration. Elle complétera celles des infortunés mordus le 22 mai par une louve enragée, qui sont morts à l'Hôtel-Dieu de Lyon. 7.e Obs.

Le jeune Michel Paviot (âgé de 15 ans), eut toute la partie supérieure du cuir chevelu détachée, en un large lambeau, et d'une tempe à l'autre. Transporté à l'Hôtel-Dieu de Lyon, le jour suivant, il eut de la fièvre et des douleurs de tête. La céphalalgie devint forte et continuelle; le pouls fréquent et élevé; la face inégalement colorée.

Le malade tomba ensuite dans l'assoupissement; l'iris étoit immobile; les organes de la vue et de l'ouïe insensibles, les muscles du côté droit se contractoient d'une manière convulsive, et le côté gauche étoit paralysé. Il succomba le quatorzième jour après la morsure.

A l'ouverture du cadavre, on vit, sur presque toute l'étendue du pariétal gauche, un sillon droit et profond, qui avoit été évidemment tracé par une dent de l'animal enragé.

La dure-mère étoit sans altération. Une couche purulente existoit sur toute la surface du cerveau, du cervelet, et sur toutes les parties qui reposent sur la base du crâne, sans interruption. Les vaisseaux de la pie-mère ne pouvoient être aperçus ; les lames de cette membrane se confondoient avec le pus, pour former cette couche dense, qui ne s'étendoit point dans les anfractuosités, et qui adhéroit intimement au cerveau ; on ne pouvoit l'en détacher sans déchirer la substance cérébrale ; la surface seule de cette substance paroissoit altérée ; elle présentoit une teinte rougeâtre, qui s'effaçoit insensiblement à deux ou trois lignes de profondeur.

Les ventricules latéraux contenoient peu de sérosité.

ARTICLE TROISIÈME.

Personnes mordues, mortes enragées à la campagne.

Je viens de tracer l'histoire des personnes qui ont succombé à l'Hôtel-Dieu ; je vais transcrire les renseignemens qui m'ont été communiqués sur celles que la rage a enlevées à la campagne, au sein de leurs familles.

Claude Thollon, âgé de dix ans, avoit poursuivi à coups de pierre l'animal enragé, pour l'obliger à quitter un de ses agneaux; il fut mordu profondément au visage. Transporté le deuxième jour à l'Hôtel-Dieu de Lyon, sa plaie fut lavée soigneusement avec l'acide muriatique oxigéné et pansée avec des linges qui en étoient imbibés. Sorti de l'hôpital au bout de quelques jours, il resta sans autres précautions dans la maison de son père.

Trente-huit jours après la morsure, il se plaignit de grands maux de tête et de mal de gorge. Le trente-neuvième jour, il ne put ni boire ni manger, quoiqu'il eût soif et le désir de prendre des alimens; il éprouva quelques nausées et il eut quelques mouvemens convulsifs, pendant lesquels ses bras s'agitoient; il ne put boire que deux cuillerées de lait. Le quarantième jour après l'accident, il témoigna l'envie de sortir de son lit et de la maison; ensuite il mourut.

Marie Deschamps, âgée de neuf ans, qui fut secourue par un taureau et une génisse, avoit été mordue au visage. On la transporta à l'Hôtel-

Dieu le lendemain. Elle y fut pansée pendant dix-huit jours avec l'acide muriatique oxigéné, qu'elle prit aussi en limonade. Après ce laps de temps, elle quitta l'hôpital, et retourna au village de Charète.

Le 10 juin, cette jeune fille éprouva des maux de tête et fut assoupie. Elle demanda à boire ; l'eau qu'on lui présenta fit naître des mouvemens convulsifs. Ces mouvemens augmentèrent le second jour ; elle eut des envies de vomir. Dans l'après midi du troisième jour, les convulsions devinrent si violentes, qu'il fallut l'attacher. Elle mourut le 14 juin, vingt-quatrième jour de l'accident.

Etienne Praz, âgé de dix-huit ans, grièvement blessé au visage, fut conduit à l'Hôtel-Dieu et pansé avec l'acide muriatique oxigéné : il alla prendre le remède de Thurins. Onze jours après son retour dans sa famille, il tomba malade. Un samedi, il commença à éprouver des maux de tête violens, des picotemens dans tout le corps, et des douleurs au ventre : quoique foible, il se promena. Le dimanche, il se mit au lit ; le lundi matin, il mangea un peu ; dans l'après midi, il demanda à boire ; mais en portant un verre d'eau à la bouche, il eut, pour la première fois, de l'horreur pour ce liquide.

Le soir, il éprouva des mouvemens convulsifs, accompagnés de terreurs. Pendant la nuit, il fut privé du sommeil. Le mardi, les mouvemens convulsifs devinrent plus forts ; cependant, il y avoit des momens où il éprouvoit une moindre agitation. Il craignoit la lumière ; il étoit suffoqué quand on ouvroit brusquement la porte, ou lorsqu'on faisoit un peu trop de mouvemens autour de lui ; il crachoit très-souvent, et faisoit des efforts pour vomir. Le soir, les mouvemens convulsifs ayant augmenté, on lui fit prendre de l'opium. Les convulsions s'accrurent et forcèrent d'attacher le malade : elles ne cessèrent qu'à la mort, qui arriva le mercredi 10 juin, à deux heures du matin, le dix-neuvième jour de l'accident. Pendant tout le cours de sa maladie, la raison ne fut point troublée.

François Sambet, de Mépieux, avoit été mordu profondément à la tête ; il avoit pris le breuvage de Thurins. Le mardi 10 juin, ses plaies, qui étoient cicatrisées, lui firent mal ; on chercha à les rouvrir. Le lendemain 11, il vomit ce qu'il avoit mangé ; il se coucha peu d'heures après. Il avoit le visage enflammé ; ses mouvemens étoient brusques, et lorsqu'on lui parloit, il répondoit en peu de mots. Sa tête étoit pesante et douloureuse : une saignée, un vomissement bilieux, et des bains de pieds, dissipèrent en grande partie ces accidens. Le 19, il se promena, mangea du fruit, prit du bouillon, comme l'auroit fait un convalescent. Dans l'après-midi, il se plaignit d'une privation de forces dans tous ses membres. Il étoit incommodé par le mouvemement de l'air, et ne pouvoit plus boire ; une main passée devant sa bouche le suffoquoit. Le 20, il conversoit, pendant le jour, avec les personnes de sa famille, en leur faisant part de ses projets ; il délira pendant la nuit. Le 21, il prit, à plusieurs reprises, du jus de pruneaux. Le soir, il mangea une panée d'eau et de vin, dont il se trouva bien ; but le vin et l'eau avec une cuiller, et se félicitoit de ce qu'il buvoit alors, ce qu'il n'avoit pu faire les jours précédens. La nuit du 21 au 22, le délire continua ; le 22 juin, il fut privé de toutes ses forces, passa la journée dans l'accablement, et mourut le soir, à sept heures. Pendant une partie de sa maladie, il crachoit continuellement.

Matthieu Prévieux, âgé de vingt-deux ans, avoit plusieurs déchirures à la tête ; il avoit aussi été mordu aux deux bras et à une cuisse. Quelques heures après l'accident, les plaies furent soumises à l'application d'un fer rougi : on saigna le malade. Le 24 juin, il commença à éprouver des maux de tête ; il éternuoit fréquemment. Le lendemain, il eut des maux de gorge et des aphtes dans la bouche ; il attribuoit son mal de gorge à ce que les abeilles avoient recueilli sur les fleurs de sorbier le miel qu'on lui avoit fait prendre. Le 26, il se plaignit de maux de ventre, et mangea peu. Le 27, il eut horreur de l'eau. On le saigna le samedi 28, dans l'après midi ; pendant que le sang couloit, il éprouvoit un grand bien-être. Le malade prit quatre doses d'opium. Pendant la nuit du samedi au dimanche, les accès furent terribles ; on fut obligé de barricader la fenêtre de son appartement, par la crainte qu'il ne s'y précipitât. Il déchira ses vêtemens, ses draps et ses couvertures ; il se mit la tête et les ongles tout en sang, en se frappant contre la muraille ; le dimanche 29 juin, il mourut à midi.

Sa raison ne fut jamais aliénée ; il avoit fait des excuses aux personnes qui l'approchoient, des peines qu'il leur causoit ; il eut même l'attention, le samedi 28, de recommander à son frère d'éloigner sa femme, qui étoit près de l'époque de ses couches.

François Pechet, âgé de seize ans, avoit été blessé à la joue, et avoit pris le remède de Thurins. Des frictions mercurielles furent faites pendant neuf jours : au bout de ce temps, le jeune homme tomba malade. Étant à garder du bétail, il ressentit un violent mal de tête, des envies de vomir, et un grand accablement dans tout le corps. Il se coucha, et resta long-temps à s'endormir : à son réveil, il étoit mieux. Le lendemain, samedi 28 juin, il alla à Brangue, à deux lieues de distance, consulter M. Morin, médecin; il fit le voyage avec peine, et fut très-fatigué à son retour. Le dimanche il se trouva assez bien, il mangea beaucoup. Le lundi matin on le crut guéri, quoiqu'il mangeât moins que la veille; mais le soir le mal de tête fut violent, puis il dormit d'un profond sommeil.

Le mardi, 1.er juillet, il garda le lit, mangea quelques fruits et refusa de boire. La moindre agitation de l'air le suffoquoit à tel point qu'il ne se portoit pas la main à la bouche, comme on le fait ordinairement, mais il la glissoit sur sa poitrine; et quand elle étoit à la hauteur de sa bouche, il prenoit subitement ce qu'il y portoit, et retiroit la main avec la vîtesse d'un ressort qui se détend. La nuit il ne dormit point, parla beaucoup, et avec un esprit dont il eût été incapable dans son état ordinaire. Le mercredi il fut violemment tourmenté par des mouvemens convulsifs; cependant il eut des momens de rémission. La nuit du mercredi au jeudi fut comme la précédente. Le jeudi on ne pouvoit plus entrer dans son appartement, qu'il ne fût suffoqué par le mouvement de l'air : on fut obligé d'étendre un drap entre son lit et la porte, pour le garantir de la suffocation. Ce même jour la lumière l'incommodoit; il cracha abondamment, et vomit des matières dans lesquelles on voyoit du sang. Au commencement de la nuit, il éprouva un mouvement spasmodique plus fort que les précédens, accompagné de cris effrayans qui furent de courte durée; le malade ne fut pas plus agité cette nuit qu'auparavant, mais il parloit beaucoup. Le vendredi, il étoit suffoqué comme par des envies de vomir, et rendoit tant d'écume que le visage en étoit couvert : cet état a duré jusqu'au lendemain 5 juillet. Il mourut à deux heures du matin, le quarante-cinquième jour.

A travers le grand flux de paroles qui a duré près de quatre jours, et qui n'a cessé que peu de minutes avant la mort, ce jeune homme n'a rien dit que de très-sensé, s'entretenant, comme Praz et Prévieux, avec la plus grande tranquillité, de la mort certaine à laquelle il s'attendoit. Des enfans que la curiosité attiroit, entroient nus-pieds dans la maison où il étoit; il recommandoit qu'on les éloignât, pour qu'ils ne marchassent pas sur ses crachats, dans la crainte qu'ils n'en devinssent malades. Le vendredi il demandoit souvent quelle heure il étoit, désirant mourir le samedi matin, afin d'avoir beaucoup de monde à son enterrement le dimanche; il vouloit que Rigaud sonnât la cloche, disant qu'ayant été mordu, il mourroit aussi; il désigna les personnes qui le porteroient, fit assembler le soir une grande partie du village pour faire la prière.

Voici un autre trait qui peint l'état de son esprit et de ses forces musculaires. Le premier jour de la maladie on étoit allé chercher un drap, pour l'étendre entre son lit et la porte, afin de le garantir du mouvement de l'air qui l'incommodoit. Sa mère demeura près de lui; il lui dit que pour jouer un tour à la personne qui étoit sortie, il alloit se cacher, et qu'à son retour elle ne sauroit pas ce qu'il étoit devenu: au même instant il s'élance sur un tas de fagots qui étoit à dix pieds environ de son lit; il n'y est pas allé, il n'y a pas sauté, dit la mère, *il y a volé*. Elle prévient la personne absente qui, à son retour, paroît étonnée; le malade se met à rire, descend, et se remet tranquillement au lit.

Près de quatre mois s'étoient écoulés, et l'on conservoit encore l'espérance de voir l'infortuné *David* échapper au sort funeste qui déjà avoit

avoit frappé treize personnes mordues. Le médecin qui lui donna les premiers soins, cautérisa les plaies avec le beurre d'antimoine; mais les dents avoient pénétré profondément entre les gros vaisseaux et les tendons des muscles de l'avant-bras : la cautérisation ne put être aussi complète qu'elle l'auroit été loin de parties aussi importantes.

Deux mois après l'accident, David eut un mal de gorge avec de la difficulté à avaler, et des sueurs si abondantes, qu'il mouilla dix-huit chemises en une nuit.

Pendant le cours du traitement auquel on l'avoit soumis, le jeune David reçut sept cents francs de la libéralité du Roi; cette somme dont il ne sut point régler l'emploi, l'entraîna à des imprudences qui lui furent préjudiciables. Dès ce moment, indocile aux conseils de son médecin, il cessa de se soumettre à un traitement régulier; il prenoit souvent du café et des liqueurs spiritueuses, faisoit de fréquentes courses exposé à l'ardeur du soleil; il aimoit à paroître aux foires et aux fêtes des villages voisins. Peu de jours avant sa mort, on le vit à la fête du 8 septembre à la Guillotière, et à une vogue au village de Vertrieu près de la Balme : ce temps parut le plus heureux de sa vie.

Au retour de la Guillotière, un gros chien

courut à lui, sans aboyer, s'élança sur son cheval et le mordit ; aussitôt l'esprit du jeune homme fut inquiet, et toutes les circonstances de sa morsure se retracèrent à sa mémoire, pour ne plus en être effacées. De retour à Crémieux, il fut triste et perdit l'appétit ; le lendemain il fut malade et l'hydrophobie se manifesta. Il mourut le troisième jour de la maladie, au milieu du mois de septembre.

Cette mort prompte consterna ses compatriotes ; tous assistèrent à son convoi en donnant des signes de la plus grande tristesse.

Je tiens de MM. Labonnardière quelques-uns des détails que je viens de donner. L'observation de la maladie de David sera publiée par M. Labonnardière fils, le jeune.

ARTICLE QUATRIÈME.

Personnes mordues qui sont guéries.

Plus heureuses que celles dont je viens de tracer la fin déplorable, d'autres personnes mordues par le même animal, ont échappé aux tourmens de la rage ; elles sont livrées à leurs travaux ordinaires avec une sécurité que le temps accroît. Nous allons examiner quels moyens les ont préservées de l'hydrophobie?

Joseph Chamberost, âgé de cinquante-huit ans, du villages d'Hyeres, fut mordu au travers de ses vêtemens, à la partie inférieure et postérieure du bras, à quelques pouces de l'articulation du coude. Le bras fut baigné dans de l'eau et lavé pendant un quart d'heure. La plaie qui étoit large et profonde, fut fortement cautérisée par l'application successive de plusieurs fers rougis, faite à l'Hôtel-Dieu, le lendemain de l'accident, par M. Bouchet, chirurgien en chef. La cicatrice s'est faite assez promptement; et Chamberost, père de cinq enfans, soutient sa famille par son travail : il conserve néanmoins une telle crainte, qu'il ne veut plus aller aux champs trop matin.

Les vêtemens, le soin de se laver et la cautérisation, ont probablement concouru à la conservation de ce père de famille; il n'a employé aucun autre moyen.

Louise Vacher, âgée de vingt ans, entra à l'Hôtel-Dieu de Lyon le lendemain de sa blessure. Deux plaies parallèles, situées à la lèvre inférieure, nous semblèrent de fortes égratignures faites par les griffes plutôt que par les dents d'un animal. Cependant la prudence engagea M. Bouchet à les cautériser vivement par l'application du fer rougi à blanc. Elle est bien portante.

Legre, surnommé *Causance*, âgé de trente ans, du village de Bouvesse, fut mordu peu profondément au bras droit, au travers d'épais vêtemens de laine et de toile. Il n'a pris que le remède de Thurins; il est en bonne santé.

Claude Gay, âgé de douze ans, de Saint-Beaudille, fut légèrement mordu à la tête, au-dessus de l'oreille; il prit aussi le remède de Thurins. Il est mort d'une fièvre muqueuse, plus d'un an après la morsure, sans avoir donné des signe d'hydrophobie.

Louise Burlet, âgée de vingt-deux ans, fille d'un meunier du village de St-Beaudille, reçut deux blessures légères à la tête, derrière une oreille. On n'a pas la certitude que ces deux blessures n'ayent point été faites par les griffes de l'animal. Elle alla prendre le remède de Thurins; elle se porte bien.

Vincent Escallier, âgé de trente ans, du village de Parmilleux, fut mordu sous le jarret et au bas de la jambe, au travers d'un pantalon d'étoffe grossière; deux plaies profondes existoient dans chaque partie : on fit bouillir dans du vinaigre de la rhue, de l'ail, de la lavande et autres plantes aromatiques, on y ajouta du sel et du poivre, et on en fit l'application sur la plaie; c'est le seul remède que Vincent Escallier ait employé. Bien portant, il se livre à ses travaux ordinaires.

Claude Neyret, de Chatellan, âgé de quarante cinq ans, fut mordu au bras, par dessus des vêtemens de laine : un de ses voisins fit brûler de la poudre à tirer sur les plaies; puis il a subi un traitement dirigé par MM. Labonnardière et Vial. Il est guéri.

Messein, âgé de dix-sept ans, du village de Malleville, fut légèrement blessé au bras; il n'est pas certain que sa blessure ait été le résultat d'une morsure de l'animal; il n'a fait aucun traitement méthodique : il n'a point été malade.

Rhône, vieillard de Parmilleux, fut aussi blessé; on ignore s'il a été mordu. La louve se jeta sur lui par derrière, le fit tomber, sauta par dessus et continua sa course. Il eut une plaie au front, produite par la chute, et une seconde plaie à l'épaule; on soupçonne que celle-ci a été faite par une griffe de l'animal.

Vingt trois personnes ont été blessées par la louve enragée. Quatorze ont succombé; sept à l'Hôtel-Dieu; sept à la campagne. Neuf sont guéries : de ces dernières, trois sont présumées n'avoir point été mordues; les six autres paroissent avoir été garanties par d'épais vêtemens, par des lotions aqueuses, par l'application exacte du fer rougi à blanc, moyen que préféroient les anciens; par de la poudre à tirer brûlée sur la plaie, par un cataplasme stimulant et aromatique, et par le remède de Thurins.

ARTICLE CINQUIÈME.

Observation de rage traitée par la saignée jusqu'à défaillance.

Jean-Claude Gueytte, âgé de trente ans, charpentier, d'une forte constitution, fut mordu au pouce de la main droite, dans le mois de juin 1816, par un jeune chien qui mourut enragé à l'école vétérinaire de Lyon. Une autre personne, mordue par le même chien, étoit morte de la rage au bout de deux mois.

Cinq mois et demi après la morsure, le 5 décembre, *Gueytte* éprouva une douleur à la paume de la main; le 6, cette douleur s'étendit au bras et au col; le 7, il eut la sensation d'une vapeur qui sembloit monter de l'abdomen à la tête, et un mal-aise général.

Le 8, les douleurs du bras et du col s'accrurent. A midi, une boisson émulsionnée causa une constriction spasmodique au col; elle se renouveloit toutes les fois que le malade buvoit. Conduit à l'Hôtel-Dieu dans l'une de mes salles, il éprouva le soir un mouvement convulsif et une difficulté de respirer, qui furent produits par l'agitation d'un rideau. Les yeux étoient brillans, le visage coloré, les mouvemens prompts et la parole rapide. Les boissons, qu'il ne refusoit point, rendoient la respiration convulsive. Le malade, placé dans une chambre isolée, prit dix grains de camphre et dix grains d'assa-fœtida, en deux doses, après lesquelles il put boire pendant quatre heures, comme dans l'état de parfaite santé. Pendant la nuit, les symptômes spasmodiques reparurent, et de nouvelles doses de camphre et d'assa-fœtida furent sans effet.

Le 9, à sept heures du matin, augmentation des douleurs et de la difficulté à avaler les liquides. Je prescrivis une saignée jusqu'à défaillance : le malade perdit cinq livres de sang (cette saignée fut faite au bras droit, en présence de MM. Bouchet et Janson, chirurgiens en chef de l'Hôtel-Dieu) : la douleur fut complètement dissipée par l'issue des deux premières livres de sang ; après l'évacuation de quatre livres, un mal-aise général commença à se faire sentir ; le pouls devint fréquent et foible ; la syncope n'eut lieu qu'après la sortie de cinq livres de sang ; le bras fut lié.

Le retour des fonctions du cerveau fut prompt; mais le spasme hydrophobique se renouveloit plus aisément à la vue d'un liquide, d'un miroir, par une légère agitation des couvertures, et lorsqu'une porte placée au pied du lit étoit fermée, comme lorsqu'elle étoit totalement ouverte. Le malade, qui éprouvoit intérieurement la sensation d'une chaleur brûlante et une soif ardente, demandoit un bain pour les calmer ; il jetoit précipitamment quelque gouttes d'eau dans sa bouche; aussitôt la respiration devenoit extrêmement convulsive. La crainte qu'il avoit manifestée dès le commencement de l'hydrophobie, le décida à se soumettre à tout ce qu'on voudroit tenter pour sa guérison ; pourtant il dissimuloit la cause de son mal.

A onze heures, nouvelle saignée ; la respiration devenoït convulsive lorsqu'il sentoit couler le sang le long de son bras. La syncope eut lieu après l'évacuation de dix-huit onces, et le pouls cessa de battre. Le sang s'arrêta spontanément, et le bras fut entouré d'un linge, sans ligature. Retour des spasmes hydrophobiques d'une manière plus continuelle.

A trois heures après midi, troisième saignée de quatorze onces, cessation des battemens, quoique les fonctions des sens ne fussent pas entièrement suspendues. Bientôt retour complet des fonctions des sens; l'hydrophobie s'accrut; la plus légère cause augmentoit les contractions convulsives de la poitrine, du col et des membres; la face étoit encore foiblement colorée, les yeux brillans, les mouvemens prompts et la parole accélérée. A sept heures, la contraction des muscles de la poitrine et du col devint permanente, la respiration écumeuse, le visage pâle; les sens et le cerveau cessèrent leur action: à minuit le malade mourut.

Le sang, après sa sortie des vaisseaux, ne tarda pas à se convertir en un caillot consistant, et rouge à sa surface.

La moëlle épinière fut la seule partie intérieure examinée, au col et au dos; elle parut intacte ainsi que ses membranes.

M. Gohier, professeur à l'école vétérinaire

de Lyon, a employé la saignée jusqu'à défaillance sur trois chiens enragés, sans aucun avantage.

---

*Observation de rage traitée par la poudre d'*alisma plantago, *flûteau plantain-d'eau.* (Flor. franç.)

Nicolas Girardet, emballeur, âgé de cinquante ans, d'une forte constitution, père de trois enfans, avoit joui d'une excellente santé. Le 3 août 1818, au retour de la foire de Beaucaire, et près du Saint-Esprit, il voulut caresser un petit chien qui suivoit une voiture d'un air triste. Il fut mordu au pouce de la main droite; une petite plaie fut faite au-dessous de l'extrémité de l'ongle, et une seconde à deux lignes de sa base. Elles furent lavées avec de l'urine à quelque distance, et guéries le surlendemain. A Lyon, Girardet oublia son accident.

Le 11 septembre de la même année, occupé à scier du bois, il sent augmenter au bras droit un engourdissement et une foiblesse qu'il éprouvoit depuis trois jours. Le soir et pendant la nuit il est plus fatigué.

Le douze, il est agité dans la matinée, et il a horreur de la boisson qu'on lui présente.

Conduit à l'Hôtel-Dieu à onze heures, on le

place dans une chambre à barreaux. Il éprouve toujours de l'agitation à la vue des liquides ; sa respiration devient convulsive et s'accompagne d'un sentiment de constriction au col ; le malade essaie de boire avec un chalumeau, en dérobant à ses regards le verre de limonade avec la main ; il en vient à bout, non sans éprouver des spasmes et de l'oppression.

Le dimanche 13, à six heures du matin, il va chez lui, embrasse ses enfans, parle de son état à quelques voisins qui cherchent à le rassurer ; on le reconduit à l'hôpital, où il éprouve la même horreur à la vue des liquides.

On lui fait manger plusieurs tartines de beurre, bien minces, et saupoudrées avec une drachme de poudre d'*alisma plantago*. Comme la déglutition se fait avec peine, la rotie et la poudre s'attachant au gosier, on lui fait boire une cuillerée d'émulsion, par intervalles, quoique ce liquide fasse développer les spasmes de la poitrine.

Le lundi 14 septembre, agitation continuelle pendant la nuit ; le malade s'est levé et s'est couché souvent ; il ne put boire le matin que quelques cuillerées d'émulsion, toujours avec peine.

Appelé à remplacer M. le docteur Janson, chirurgien-major de l'Hôtel-Dieu, dans la direction du traitement, voici ce que j'observe : il existe une pustule près de la base de l'ongle du pouce de la main droite, ronde, un peu rouge, sans douleur ; il l'attribue à une écorchure qu'il s'est faite les jours précédens. Le nommé Gueytte, mort de la rage à la suite d'une morsure faite par un chien enragé, m'en avoit présenté une, dans la partie mordue, d'un aspect tout-à-fait semblable ; il l'attribuoit aussi à une écorchure faite en travaillant.

Le bras droit est engourdi, atteint d'une demi-paralysie ; le malade ne peut l'élever audessus de sa tête qu'en le soutenant avec la main opposée ; il n'y ressent aucune douleur. La couleur de la peau, sa chaleur et les battemens du pouls existent comme au bras gauche.

Il se plaint d'une forte démangeaison de tout le corps, qu'il croit couvert de boutons ; il veut me les montrer ; il n'en existe point. Il n'a pas éprouvé de douleur de tête ; ses yeux sont brillans, les pupilles dilatées, le visage coloré. Il est étonné d'éprouver un sentiment de frayeur sans en connoître la cause ; il ajoute qu'il n'a jamais eu peur, et qu'il sait bien qu'il n'est point enragé. Pour le rassurer, je réponds que j'en suis tellement convaincu, que je reste auprès de lui sans crainte, persuadé qu'il n'a point envie de mordre ; il m'assure qu'il n'a jamais eu cette envie. La parole est rapide, presque continuelle, ses mouvemens sont prompts : il se rappelle mal ce qu'il a fait les jours précédens, et il compare sa conversation, peu suivie, à celle d'un homme ivre.

L'intérieur de la gorge est rose, ainsi que les piliers du voile du palais ; il n'y éprouve pas de douleur ; il n'existe point d'écume et il ne crache point. La langue est sans altération. En examinant ces diverses parties, je ne sens aucune odeur fétide s'exhaler de sa bouche. Il n'y a point eu de selle depuis plusieurs jours ; urines peu abondantes et peu colorées, rendues avec douleur comme dans la gonorrhée, ainsi que le fait observer le malade. La main, placée sans intention sur les organes génitaux, cause une sensation voluptueuse sans érection, et ramène le spasme hydrophobique. Il exprime les regrets d'être ainsi libertin, malgré lui, devant une sœur respectable et qui a tant de complaisance. Il répète qu'il menoit une vie régulière.

Je lui fais prendre une drachme de poudre d'*alisma plantago*, sur des roties minces de beurre ; puis il boit de l'émulsion par cuillerées ; aussitôt sa respiration devient convulsive. Il a pris ensuite deux drachmes de la même poudre sous forme de pilules.

Le soir, à sept heures, l'agitation est plus grande ; l'ardeur vénérienne s'est accrue; il dit que s'il avoit eu sa femme auprès de lui, il auroit satisfait ses désirs.

La sœur hospitalière, à laquelle il fit part de son état dans sa franchise indiscrète, effrayée de sa vivacité, lui fit mettre le corset; le malade se débattit en criant, sans manifester le désir de mordre.

Jusque-là il avoit témoigné une vive sensibilité à l'intérêt que l'on prenoit à lui.

Il commence à cracher.

Le 15, vive agitation toute la nuit. A huit heures, il crache plus fréquemment; ses discours sont sans ordre; le col, la poitrine et les bras sont agités de mouvemens convulsifs, lorsqu'on veut le faire boire.

A onze heures du matin, il boit facilement. Un empirique conduit auprès de lui par M. B...., négociant, affirme qu'il n'est point enragé, et qu'il sera bientôt guéri. Il lui ôte le corset.

Le malade continua à boire jusqu'au soir deux pintes et demie de limonade, sans éprouver le plus léger frisson. M. l'économe me fait dire dans l'après-midi que le malade va mieux et donne les plus grandes espérances.

A sept heures du soir, je le trouve couvert d'une sueur générale; il boit sans peine; son pouls est foible, petit, fréquent et irrégulier; les yeux sont toujours brillans; un délire léger continue, la voix est affoiblie, la parole moins rapide : souvent il parle seul. Je lui fais prendre un cinquième gros de poudre d'*alisma plantago* sur une tartine de beurre très-mince, il l'avale avec quelque peine, sans spasmes; il boit ensuite aisément une demie-verrée de look.

J'annonce, en le quittant, que les espérances ne sont point fondées, et qu'il n'a que quelques heures à vivre.

Après sept heures, il ne veut plus boire; il est agité, de l'écume se répand sur ses lèvres. A onze heures du soir il expire.

Dix-huit heures après la mort, par un vent de sud-ouest et pluie, dix-huit degrés de chaleur, à cinq heures du soir, le cadavre n'offroit point de couleur verdâtre, indice de putréfaction; le ventre, dont la couleur étoit naturelle, étoit fortement distendu par de l'air contenu dans l'estomac et dans les intestins. Les membres étoient roides; le corps exhaloit une odeur fétide.

Autopsie.

Tête : les veines de la dure-mère étoient remplies de sang; une rougeur écarlate étoit étendue aux deux côtés du cerveau, près des scissures surtout; une infiltration gelatiniforme très-grande existoit sur toute la moitié supérieure et postérieure de cet organe. Les ventricules latéraux contenoient une demi-cuillerée ordinaire de sérosité roussâtre. La pie-mère étoit d'un rouge foncé dans toute son étendue et dans les anfractuosités, son réseau capillaire étant fortement injecté de sang. Les plexus choroïdes étoient d'un rouge brun. Le cerveau de consistance moyenne, visqueuse, sa substance coupée donnant peu de points rouges. L'engorgement sanguin existoit sur le cervelet et sur la moëlle épinière; il étoit bien marqué autour de la huitième paire, et derrière les éminences mamillaires. Le sang qui sortoit des vaisseaux du cerveau étoit noir, liquide, et présentoit un aspect huileux.

La membrane dure-mère et la lame extérieure de l'arachnoïde ne présentoient aucune altération. Le plexus du quatrième ventricule étoit grisâtre, peu apparent.

Couleur grise de la bouche, du pharinx, de l'œsophage et du larinx; quelques points foiblement enflammés, rouges, à la partie inférieure de la trachée-artère, sur les côtés. Ces cavités ne contenoient point de matière écumeuse. Poumons mous, crépitans, d'un rougeâtre-gris; plèvre sans altération.

Cœur : contenant du sang noir dans les cavités droites; des bulles d'air se dégageoient lentement,

lentement, auprès des colonnes du ventricule gauche. Estomac très-dilaté par un gaz fétide, contenant un liquide coloré verdâtre (couleur de la poudre d'*alisma plantago*); sa membrane muqueuse étoit d'un gris pâle. Intestins contenant beaucoup d'air et de liquide; une portion de l'iléon étoit affaissée, rouge dans l'étendue de deux pieds, ne contenant point de vers. Aucune rougeur au mésentère. Foie mou, d'un rouge pâle; vésicule du fiel remplie de bile. Rate peu volumineuse.

Dans cette première partie nous avons tracé dans les allures d'une louve enragée, les seuls signes que nous puissions donner de la rage du loup; et nous avons présenté le tableau de ses funestes effets. Corollaire.

Au printemps, et en une matinée, l'animal parcourt un grand espace de terrain, traverse les bois, les champs, vient jusqu'auprès des habitations; il se jette sur tous les animaux qu'il rencontre, les mord, les emporte ou les tue, attaque l'homme le plus souvent au visage. Loin de craindre le bruit, les cris et les menaces l'attirent; il assouvit sa rage, fuit et fait de nouvelles victimes.

Vingt-trois personnes sont blessées (1); les

(1) La crainte de nouveaux malheurs inspire le projet d'une battue générale; on en trace le plan. Le Rhône forme de la contrée ravagée par la louve, une presqu'île triangulaire. Les paysans armés, dirigés par les autorités locales, doivent se disposer en ligne à la base du

plus mutilées se présentent à l'Hôtel-Dieu. Le premier instant est passé : le virus ne peut plus être entraîné par des lotions. Pour le détruire le feu est appliqué sur le visage ; mais lorsqu'il faut brûler des organes profonds, mutiler encore des malheureux au milieu des cris et de la fumée qui s'échappe, le fer tombe des mains. On n'ose le remplacer par le caustique liquide ; porté dans ces plaies profondes, dans le nez, dans la bouche, il est un poison.

Le venin est caché dans la plaie ; il se glisse en secret dans les veines ; rien ne peut l'en tirer. L'espérance se rattache à quelques remèdes vantés ; elle va s'évanouir. L'époque fatale arrive ; le venin semble irrité par l'ardeur du soleil, par la frayeur. Ses cruels effets se développent, le malade devient triste ; à la vue de l'eau il tressaille, il suffoque. C'en est fait, le reste de la maladie n'est qu'une longue et douloureuse agonie. Il semble que le médecin n'ait plus qu'à méditer sur la mort.

Nous allons examiner dans la seconde partie comment le virus de la rage altère les organes.

---

triangle, et battre jusqu'au sommet. Le jour est indiqué ; les habitans du Bugey se préparent à border la rive opposée du Rhône ; la terre couverte de neige, les esprits favorablement disposés, tout est prêt... Préparatifs inutiles ! les paisibles habitans de cette contrée apprennent de Grenoble, qu'il n'est bruit que d'une seconde conspiration. Un ordre du général empêche tout, et la campagne reste exposée à de nouveaux ravages.

SECONDE PARTIE.

RECHERCHES D'ANATOMIE PATHOLOGIQUE.

ARTICLE PREMIER.

Voies aériennes.

SEROIT-IL vrai que par l'anatomie pathologique, on pût démontrer que la salive n'est point le véhicule du virus de la rage ?

J'avois adopté l'opinion commune, admise pendant dix-huit siècles, que la salive formoit la bave écumeuse qui se répand sur les lèvres, vers la fin de la rage : j'étois loin de soupçonner qu'elle fût une erreur. Je cherchai néanmoins dans le cadavre, si je pourrois découvrir l'origine de cette bave écumeuse : voici le résultat de mes recherches. Bave écumeuse.

La bouche examinée d'abord, laissoit apercevoir sa membrane grisâtre, à peine lubrifiée par la mucosité. Elle ne contenoit point d'écume dans les six autopsies que j'ai faites. Surpris de n'en apercevoir dans aucune partie de cette première cavité des voies digestives, je présumai qu'après la mort les bulles écumeuses Bouche.

6.

avoient disparu, parce que l'air s'étoit dégagé de la salive.

Pharynx. J'étendis mes recherches ; l'arrière bouche n'en contenoit pas davantage ; la membrane muqueuse de cette partie, comme celle du palais, étoit d'un gris pâle.

Glandes salivaires. Je disséquai les glandes parotides submentales et sublinguales ; le tissu cellulaire, qui entoure ces glandes salivaires, n'étoit ni rouge, ni tuméfié, ni infiltré. La glande parotide me parut volumineuse sur le premier cadavre. C'étoit une illusion née d'une légère prévention. Examinée comparativement dans des sujets exempts de cette maladie, elle m'a constamment offert le même volume et sa couleur grise naturelle.

Le plus terrible de tous les virus, celui de la rage, naîtroit-il paisiblement au sein de ces glandes intactes ? seroit-il produit au milieu d'organes sans altération, tandis que tous les autres virus, celui de la variole, celui de la rougeole, celui de la syphilis, etc., ne sont formés que dans des organes douloureux et enflammés ? Poursuivons.

1.re Obs. Larynx et trachée-artère. Je portai le scalpel dans les voies aériennes ; je trouvai le larynx et la trachée-artère de *Mayen* rouges, de couleur de lie de vin inférieurement. Cette couleur foncée s'étendoit dans les bronches de l'un et de l'autre côté. Une mucosité écumeuse, mêlée à un peu de sang, remplissoit la partie inférieure de la trachée-artère et les bronches.

La salive seroit-elle descendue dans ces canaux, pour se mêler avec le sang et se convertir en écume?

Lorsque j'ouvris le larynx et la trachée-artère de *Guyot*, je les trouvai remplis d'écume. L'intérieur de ces conduits étoit rouge; et cette couleur étoit d'autant plus foncée, qu'on l'examinoit plus près de la division des bronches, d'où s'échappèrent quelques bulles d'air. 2.e Obs.

La salive auroit-elle abandonné la bouche et le pharynx, pour se porter jusqu'au bas de la trachée-artère, et s'y développer en écume, comme dans le cas précédent? Je ne pouvois le croire, puisqu'elle y est un corps étranger qui provoque la toux, lorsque quelquefois, en l'avalant, quelques parcelles se dévient dans la glotte.

Je commençai à penser que cette matière écumeuse étoit le mucus des bronches, altéré et vivement agité par l'air, pendant l'état convulsif de la respiration.

L'observation de *Rigaud*, comme les deux cas précédens, ne laissoit apercevoir ni salive, ni trace d'altération dans la bouche, dans les glandes salivaires et dans le pharynx. Le larynx et la 3.e Obs.

trachée-artère étoient rouges, sans tuméfaction apparente; ils ne contenoient point de matière écumeuse. Les bronches étoient rouges, et la droite étoit remplie d'une écume blanche, semblable à de la neige.

Dans cette observation, il seroit bien plus difficile de concevoir comment la salive seroit allée remplir la bronche droite d'une écume blanche. Elle étoit donc évidemment formée par le mucus secrété dans les bronches enflammées.

4.e Obs. Le larynx de *Richer* contenoit un peu de mucosité; il n'en existoit point dans la trachée-artère qui étoit un peu phlogosée.

Deux autres sujets ne m'ont présenté ni matière écumeuse ni trace d'inflammation dans la trachée-artère.

La bave écumeuse est étrangère à la salive.

Ainsi, la matière écumeuse n'existoit que dans les voies de la respiration; elle étoit plus abondante lorsque l'inflammation étoit plus forte: elle est donc étrangère à la salive.

Où se passent les phénomènes de la maladie? Est-ce dans les glandes salivaires? Non, ils se font sentir avec violence dans les voies aériennes, dont les membranes muqueuses sont enflammées, et où nous avons surpris cette mucosité écumeuse qui les tapisse. N'est-ce pas là que le malade rapporte cette douleur vive qui le tourmente, cette ardeur brûlante, ce resserrement spasmodique qui le suffoque.

C'est donc cette matière écumeuse que l'air, expiré par des conduits rétrécis, pousse sur les lèvres des malheureux qui succombent aux tourmens de la rage : c'est donc des parties enflammées, que semble brûler un feu intérieur, que vient ce germe terrible qui se forme vraiment au milieu des convulsions de la rage, dont les organes de la respiration sont le siége principal. Rien ne nous prouve que la salive en soit infectée. Elle est formée dans les voies aériennes.

Consultons les histoires d'ouverture de cadavres que nous ont transmises les auteurs ; quelque imparfaites que soient la plupart, quelque vagues que soient les expressions souvent employées, nous en tirerons quelques lumières.

Dans le mois de mai de l'année 1780, en présence de plusieurs chirurgiens, M. *Faure* a ouvert à l'Hôtel-Dieu de Paris le cadavre d'une jeune fille de dix-neuf ans, morte de la rage. Voici ce qu'il a trouvé : « Dans la capacité de la bou- 5.e Obs.
» che, rien de remarquable, sinon un peu d'écume
» dans le fond, qui découloit des narines mêmes.
» Les dents, le palais, la langue, le gosier, etc.,
» étoient parfaitement sains. Les glandes paro-
» tides, sous-maxillaires, sublinguales, la thy-
» roïde, le timus, étoient fort grosses, gorgées
» de sang, saines d'ailleurs. En parlant de la

» grosseur de ces glandes, il ne faut pas oublier » que le sujet étoit jeune. Le larynx, la trachée- » artère, les bronches étoient couverts d'écume; » cette écume étoit extrêmement blanche, écla- » tante; elle existoit même dans les divisions » cellulaires des bronches.... » (Voy. hist. de la soc. roy. de méd., année 1783, 2.e part. pag. 39).

Voici une note placée au bas de cette observation; je n'ai trouvé nulle part rien d'aussi précis. Je conserverai les mots imprimés en lettres italiques.

« Cette observation paroît d'autant plus in- » téressante, qu'elle nous offre 1.° tous les » principaux organes de la respiration; l'appa- » reil destiné de près ou de loin à cette fonc- » tion importante; ceux des actions vitales; le » cœur et ses appartenances, *seuls* dans l'état » de souffrance; 2.° *l'écume n'existoit que* » *dans le conduit aérien*, d'où le voile du pa- » lais, abattu, interceptoit tellement le pas- » sage dans la bouche, qu'il n'y en avoit pas » une bulle, et qu'elle passoit directement dans » les fosses nasales du cadavre, et couloit par les » narines; 3.° *les organes salivaires ne parois-* » *soient pas former le siége de la maladie*, » *au moins dans le cas présent, ce n'étoit pas* » *la salive qui formoit la bave écumeuse; elle*

» *sembloit remonter au contraire de la poi-*
» *trine.* »

Cette observation est un trait de lumière caché dans un gros volume : elle n'est suivie d'aucune autre réflexion. Nous n'avons pas besoin d'y ajouter quelque remarque pour en faciliter l'intelligence. On ne sauroit accuser l'auteur de l'avoir créée à l'appui d'un système, puisqu'il n'en tire aucune conséquence.

Quoiqu'elle soit la seule que je connoisse qui donne autant de détails utiles, il en est encore dont nous pouvons tirer quelque fruit.

Un enfant de douze ans, dont M. *Mignot de Geneti*, médecin à Thiers, a communiqué l'observation à l'académie (hist. de l'academ. 1783, pag. 54), mordu par un loup enragé, fut atteint de la rage; il avoit une sécheresse de gosier accompagnée d'une petite toux, avec une excrétion visqueuse et écumeuse.... Il mourut le lendemain : « J'assistai, dit l'auteur, à » l'ouverture qui fut faite de son cadavre, l'après » midi du jour même de sa mort, et je me » souviens très-bien que la gorge et la trachée-» artère nous parurent très-sèches, enflammées » et remplies de crachats écumeux, visqueux » et presque secs, *tels que je les avois vu* » *rendre la veille;* que la rougeur et la séche-» resse paroissoient se proroger dans les divi- 6.e Obs.

» sions de la trachée-artère et dans les bronches.»

Les crachats rendus la veille n'étoient donc pas de la salive, mais le mucus écumeux des voies aériennes.

7.e Obs. Dans l'observation suivante du même auteur (pag. 56), il dit : « son cadavre ouvert nous » donna les mêmes signes de sécheresse, de » viscosité et d'inflammation à la gorge, à la » trachée, ainsi que dans les bronches et leurs » sous-divisions. »

8.e Obs. *Morgagni* (*de sed. et caus. morb.*, lib. I, epist. VIII), rapporte qu'à l'ouverture du cadavre d'un homme qui avoit succombé à la rage, on trouva les traces d'une inflammation voisine de l'état de gangrène et le pharynx rempli d'écume colorée. *Gula in thorace infimoque collo erat sana. At suprema pars gulæ quæ jam pharyngi vicina est, et pharynx universa et larinx, et aspera arteria interiore facie ex rubro nigricabant, ut non inflammatæ modo, sed gangrænæ esse proximæ viderentur. Nec tumidæ erant tamen; quin uvula perpusilla spectabatur, et si lingua erat crassior, pharynx autem usque ad nasi posteriora foramina suumque ipsum fornicem, plena erat spumæ ex flavo virentis.*

Peut-on douter que l'écume colorée, dont parle Morgagni, n'ait eu sa source dans les parties qui étoient le siége d'une si forte inflammation ?

M. d'*Arluc* (journ. de méd. de Vandermonde, tom. 4, pag. 270), a trouvé les glandes de l'œsophage farcies d'une lymphe écumeuse. Il n'a point ouvert le larynx ni la trachée-artère. 9.e Obs.

Dans le cadavre d'un hydrophobe, ouvert par *Wilbraham* : « La trachée-artère ne contenoit qu'une simple matière écumeuse, sans » aucune inflammation de ce tube (Andry). » 10.e Obs.

En 1773, M. *Revolat*, médecin de Vienne, fit deux ouvertures de cadavres de personnes mortes hydrophobes à la suite de morsures faites par un loup enragé : « A l'ouverture du » prémier cadavre (celui d'un garçon de huit » ans), les gencives, la gorge et la trachée-artère » étoient chargées d'une humeur écumeuse jaunâtre. La gorge parut dans un état de cons- » triction. » 11.e Obs.

Chez la jeune fille de treize ans, deuxième cas : « les vésicules pulmonaires étoient pleines » d'air ; les bronches abondoient en humeur » écumeuse jaunâtre ; la gorge étoit contractée » et resserrée. » 12.e Obs.

A l'ouverture des cadavres de deux personnes traitées à Senlis, voici quel étoit l'état des voies aériennes. Dans la femme *Bosquillon* : « la langue et l'arrière bouche étoient sèches ; 13.e Obs.

» il n'y avoit aucun signe de phlogose dans ces » parties ; les muscles du pharynx ne donnoient » non plus aucun signe d'inflammation ; l'œso- » phage étoit dans son état naturel ; le larynx » étoit sain, ainsi que la trachée-artère, qui » contenoit, surtout vers son extrémité infé- » rieure, un peu *de mousse*, *laquelle étoit* » *plus abondante vers les divisions des bron-* » *ches*. La partie membraneuse, qui unit les » anneaux cartilagineux, étoit un peu plus rouge » qu'elle n'a coutume de l'être. »

14.e Obs. Dans l'observation de *Gravant* : « la bouche » ni l'arrière bouche ne contenoient aucunes » matières glaireuses ; au contraire, ces parties » étoient sèches. Le pharynx n'offroit aucun » signe d'inflammation : en l'ouvrant, nous » l'avons trouvé, ainsi que l'œsophage, dans » l'état naturel, très-légèrement enduit d'un » peu de sérosité lymphatique. Le larynx étoit » aussi dans l'état naturel et sans inflammation ; » la trachée-artère contenoit une assez grande » quantité *de lymphe mousseuse*, etc. »

Dans son mémoire, couronné par la société royale de médecine, *Leroux*, préoccupé de l'idée d'une irritation nerveuse locale, n'a rien aperçu dans ces deux ouvertures : « L'ouverture » des cadavres des enragés morts à Senlis, dit » ce chirurgien célèbre, n'a absolument rien

» présenté dans l'arrière bouche ni dans l'œso» phage ; » et il garde le silence sur l'état de la trachée-artère. Est-il donc naturel que ce conduit qui, comme dans plusieurs de nos malades, n'a présenté aucune marque d'inflammation, contienne une lymphe mousseuse, plus abondante vers la division des bronches ?

Quelque rare que soit en Amérique la maladie qui nous occupe, on l'y observe quelquefois. M. *Valentin*, dans une lettre sur la rage (journ. de méd., vol. 30), rapporte qu'en 1802, le docteur *Phisick*, résidant à Philadelphie, étoit sur le point de pratiquer la laryngotomie à un enfant de cinq ans, attaqué d'hydrophobie par la morsure d'un chien enragé, persuadé que la mort des hydrophobes est l'effet de la constriction spasmodique de la glotte d'où résulte la suffocation. Pendant qu'il disposoit l'appareil en présence des docteurs *Rush* et *Griffits*, l'enfant mourut. Le docteur *Rush*, qui fit l'ouverture du cadavre, trouva l'épiglotte et la glotte enflammées. La glotte étoit tellement épaissie et resserrée, qu'elle admettoit à peine une sonde médiocre. Au-dessous, la trachée-artère étoit pareillement enflammée, épaissie, et contenoit du mucus, tel qu'on l'observe de temps en temps dans les voies aériennes des personnes mortes du croup. 15.e Obs.

Il est bien évident que, dans cette observation du médecin américain, le mucus accumulé dans la trachée-artère n'étoit pas de la salive. On observe, en effet, que dans quelques croups, le conduit aérien, au lieu de présenter une fausse membrane, est tapissé d'un mucus abondant, plus ou moins épais : produit altéré d'une sécrétion muqueuse.

Il est des auteurs qui ont observé une grande rougeur dans les intervalles membraneux des anneaux de la trachée-artère, et qui ne parlent point d'amas de mucosité ni de mousse. Ou elle n'a pas fixé leur attention, ou elle n'existoit pas. Ils n'en ont pas moins indiqué le siége de la maladie. *Bonnet* et *Zuinger* sont de ce nombre.

Voici comment s'exprime M. *Kluyskens*, rédacteur des Annales de littérature médicale étrangère (16.e vol. pag. 179) : « Je n'examinerai pas si, comme le prétendent le docteur *Rush* et quelques autres médecins instruits d'Amérique, cette maladie est inflammatoire, ou si, d'après l'opinion de *Cullen*, elle est spasmodique ; je dirai seulement qu'elle est souvent accompagnée de symptômes inflammatoires, et que nous avons fréquemment trouvé dans les dissections, des parties enflammées d'une étendue très-considérable, telles que le larynx, les bronches, le pharynx, l'œsophage, les méninges, etc. »

« La seule particularité propre à cette mala- » die, selon M. *Lalouette*, qui se remarque » chez les personnes mortes de la rage, c'est » une humeur que l'on peut comparer à une » matière écumeuse, qui enduit toute l'arrrière » bouche, ainsi que le *pharynx*, *le larynx*, *la* » *trachée-artère et les grosses divisions des* » *bronches*. Elle n'est pas très-abondante, et » elle se trouve en plus ou moins grande quan- » tité chez les différens sujets ; quelquefois » même à peine cette humeur est-elle sensi- » ble. » Puis l'auteur suppose qu'elle est formée par la salive secrétée plus abondamment, mêlée à de la mucosité. (Essai sur la rage, 2.e édit. pag. 100).

Obs. de M. Lalouette.

Cette série d'observations nous présente un tableau exact de l'état des organes salivaires, et des divers degrés d'altération des voies aériennes.

Corollaires.

1.° Toujours la bouche et les glandes salivaires sont sans trace d'altération ; elles n'ont jamais paru être le siége de la maladie.

2.° L'inflammation, dans son plus haut degré, s'étend des divisions des bronches au pharynx : est-elle moins étendue, le pharynx est intact ; moins forte encore, elle n'existe point dans le larynx ; c'est à la partie inférieure de la trachée-artère ou aux bronches qu'elle semble commencer et qu'elle est toujours plus marquée.

3.° Lorsqu'enfin aucune de ces parties ne présente de trace d'inflammation, comme nous en avons deux exemples, c'est le poumon qui offre, dans sa couleur rouge, des vestiges de cette maladie.

4.° Nous ferons la même remarque sur la place qu'occupe la matière écumeuse. Est-elle très-abondante, elle s'étend jusqu'au pharynx; en trouve-t-on peu, c'est ordinairement au bas de la trachée-artère, ou seulement dans les bronches. Ne seroit-ce pas le contraire, si cette matière écumeuse étoit formée par la salive? Lorsqu'elle est en petite quantité, ne devroit-on pas la trouver dans la bouche et dans l'arrière bouche; comment auroit-elle pu sortir par le nez dans l'observation de M. Faure, la communication entre la bouche et le pharynx étant interceptée?

Ainsi, la maladie semble s'étendre dans les voies aériennes de bas en haut.

Nos recherches confirmées par l'observation.

Comme nous, les auteurs que nous avons cités rapportent les phénomènes observés pendant la vie, aux organes qu'ils ont trouvés altérés après la mort. Ils parlent de respiration convulsive, de constriction violente des organes de la respiration, de sentiment de suffocation, de douleur brûlante vers le bas du col, à la poitrine, jusqu'à l'épigastre. Aucun d'eux ne ne rapporte ces symptômes aux glandes salivaires. C'est en expirant avec force que les malades crachent cette écume glutineuse, quelquefois sanguinolente. Il survint une violente convulsion à l'un des malades de *Vaughan* : « Elle fut suivie d'une abondante évacuation de » salive écumeuse, venant du gosier. (Andry, » pag. 171, nouv. édit. Paris, 1780). »

Voilà donc l'observation et l'anatomie pathologique qui nous montrent la bave écumeuse se formant dans les voies aériennes, dont la membrane muqueuse est enflammée.

Par l'analogie.

Nous pouvons aussi invoquer l'analogie, quoiqu'elle soit une source moins pure de vérité.

Dans les autres maladies contagieuses ; dans la gonorrhée, par exemple, n'est-ce pas la membrane muqueuse, siége de la douleur et de l'inflammation, qui secrète le mucus altéré, propre à transmettre la maladie? Nous pensons qu'il en est de même dans la rage. Dans la petite vérole, c'est encore l'organe enflammé, la peau, qui forme la matière qui reproduit cette maladie. C'est aussi ce qui a lieu dans la rougeole, dans la teigne, dans la gale, et dans les autres maladies contagieuses.

La rage n'est donc point une exception à cette règle générale. Pourrions-nous croire que son effroyable virus, qui recèle le germe d'une mort cruelle, se forme tranquillement au sein des organes salivaires, qui ne sont le siége d'aucune douleur, qui ne donnent aucun signe de maladie; tandis qu'il seroit étranger à ces parties, auxquelles le malade rapporte d'intolérables souffrances, que l'on trouve enflammées dans le cadavre, et où nous avons constamment trouvé la bave écumeuse que l'hydrophobe chasse dans une expiration convulsive?

Tout nous prouve que la salive ne forme pas la bave écumeuse qui est chassée sur les lèvres; qu'elle n'est point le véhicule du venin de la rage; l'anatomie pathologique, l'observation et l'analogie, se réunissent pour nous convaincre que cette bave écumeuse, qui porte le principe de la rage, est formée dans les voies aériennes, le larynx, la trachée artère, les bronches et leurs divisions.

ARTICLE DEUXIÈME.

Altération des Poumons dans la rage.

Poumons. LES poumons formés d'un grand nombre de vésicules, et parcourus par une infinité de vaisseaux capillaires, seroient-ils le siége de cette ardeur qui tourmente les hydrophobes, seroient-ils agités par les convulsions mortelles de la rage, sans que leur tissu fût altéré, et sans que les changemens que le sang y subit fussent troublés ?

Consultons encore l'anatomie pathologique.

Nous regrettons de ne pouvoir puiser les lumières dont nous avons besoin, dans les mémoires couronnés, ou distingués par les sociétés savantes : nous regrettons que *Lister*, *P. Desault*, *Sauvages*, *Pouteau*, *Leroux*, *Bouteille*, *Baudot* et plusieurs autres qui, comme eux, ont consacré leurs veilles au sujet qui nous occupe, ne nous ayent transmis l'histoire d'aucune ouverture de cadavre.

Nous sommes réduits à mettre en œuvre le petit nombre d'observations qui ont été publiées par quelques auteurs, et celles qui sont le fruit de notre travail.

Dans les cadavres de personnes que nous avons vues succomber à la rage, le volume des poumons nous a paru le même que lorsque ces organes n'ont été le siége d'aucune maladie. Leur tissu résistoit à l'instrument tranchant comme dans les cas ordinaires ; il transmettoit la sensation d'une crépitation légère.

Deux phénomènes pathologiques remarquables ont fixé notre attention ; 1.° un emphysème du poumon et du tissu cellulaire voisin; 2.° une couleur rouge foncée, indice de quelque altération dans la circulation capillaire.

Emphysème des poumons. L'emphysème des poumons, que nous fûmes surpris de rencontrer dans plusieurs de nos malades, fut aisé à reconnoître. L'air étoit infiltré dans le tissu cellulaire qui unit les lobes des poumons et qui accompagne les vaisseaux. Il soulevoit la membrane séreuse et formoit une multitude de vésicules transparentes dispersées sur la surface des organes pulmonaires.

1.ere Obs. Dans l'observation de *Richer*, les nombreuses bulles d'air, dispersées à la surface des poumons, suivoient la direction des vaisseaux; elles étoient disposées à la manière des nervures de feuilles. En piquant les lames celluleuses, les bulles disparoissoient, sans doute par le dégagement de l'air.

2.e Obs. Dans le cadavre de *Guyot*, elles étoient placées de la même manière aux deux poumons.

3.e Obs. Ces bulles n'existoient, dans les poumons de *Berthet*, que dans le tissu cellulaire sous-séreux voisin du bord antérieur.

4.e Obs. L'emphysème n'existoit point dans les poumons de *Rigaud*; mais il distendoit le tissu cellulaire qui sépare les deux lames du médiastin. Il ne se bornoit pas à la poitrine; il s'étendoit en haut, au tissu cellulaire qui sépare les muscles du col; inférieurement, à celui de la portion du mésentère la plus voisine du diaphragme.

Morgagni est le seul auteur que je connoisse, qui ait aperçu des bulles d'air à la surface des poumons d'une personne morte de la rage : *pulmones in uno cum vesicis hìc illìc in superficie.* 5.e Obs.

Si l'on vouloit expliquer le mécanisme de la formation de l'emphysème dans les poumons ou dans le tissu cellulaire qui les avoisine, ne pourroit-on pas raisonnablement admettre la rupture de quelques cellules bronchiques, pendant l'action convulsive des muscles de la poitrine? on sait combien est augmentée la force des muscles agités de convulsions! c'est ainsi que cet emphysème se forme, lorsqu'un corps étranger, engagé dans la trachée-artère, cause de violentes quintes de toux. Mécanisme de sa formation.

Nous en trouvons deux exemples dans les mémoires de l'Académie royale de chirurgie.

M. *Lescure* l'a observé sur une fille de quatre ans, suffoquée par une moitié d'amande d'abricot; il s'exprime ainsi : « J'examinai les poumons, que je trouvai fort engorgés en plusieurs points, et emphysémateux dans toute leur substance; mais l'emphysème ne s'étoit 1.er exemp.

» point encore manifesté au dehors. » (t. V, pag. 527).

2.e exemp. On lit dans le quatrième vol. de ces Mémoires (p. 538), une observation plus extraordinaire rapportée par *Louis*. Le corps même du poumon et le médiastin étoient emphysémateux ; l'emphysème s'étendoit au tissu cellulaire du col, au-dessus des deux clavicules. Il fut produit par une fève qui s'étoit introduite dans la trachée-artère, et qui avoit occasioné de violentes quintes de toux.

Rougeur des poumons. Le second des phénomènes pathologiques que présentent les poumons, dans la rage, est plus constant ; il s'est offert à nos regards dans tous les sujets que nous avons ouverts. Il consiste en un changement de couleur qui décèle quelque trouble dans la circulation capillaire. Ce n'est plus ce blanc terne, tacheté de bleu, qui appartient aux poumons de l'âge adulte dans l'état sain. C'est une couleur rouge, un peu brune, qui présente une légère teinte de rouille ou de carreau pilé. Elle m'a paru tout à fait semblable à celle que l'on observe dans quelques sujets morts de pneumonie catharrale, où les poumons conservoient leur mollesse et étoient exempts de toute hépatisation.

Cette couleur étoit répandue d'une manière uniforme à la surface de ces organes et dans leur intérieur. Lorsque, après avoir divisé leur tissu, nous le pressions, nous en exprimions un mucus sanguinolent et écumeux, semblable à celui que nous avons trouvé dans la trachée-artère et dans les bronches de Mayen.

Tel est le résultat de nos observations sur les cadavres de six hydrophobes. Consultons maintenant les auteurs qui ont indiqué l'état dans lequel ils ont vu les poumons ; plusieurs d'entr'eux les ont trouvés bien plus bruns, bien plus pénétrés de sang, qu'ils ne l'étoient dans les sujets de nos observations.

Bonnet rapporte dans son *Sepulchretum anatomicum*, une ouverture dans laquelle le poumon étoit gorgé de sang. *Apud Bonetum*, dit Vanswieten (t. 3, §. 1140) *pariter legitur*, *in cadavere hoc morbo defuncti pulmonem circumquaque pleuræ adherescentem retulisse concreti sanguinis molem*, *adeò infarctus erat immeabili cruore.* Bonnet.

Ce que nous lisons dans *Boerhaave* est à peu près semblable. *Dissectio cadaverum docuit.... pulmones coacervato omnifere cruore incredibiliter plenos.* (Herm. Boerhaav. op. omn. p. 215). Boerhaave.

Morgagni décrit ainsi l'état des poumons examinés dans cinq cadavres : *Pulmones in uno atque altero aridi et exsucci ; in quinque* Morgagni.

nigri ex toto, aut magna ex parte ; in quatuor magna item ex parte sanguine pleni. (Lib. I, epist. VIII).

Mead. Suivant *Mead* : Les poumons étoient engorgés, et les artères pleines d'un sang très-fluide qui prenoit à peine quelque consistance, exposé à l'air libre.

D'Arluc. 1.ere Obs. Dans le premier des deux cadavres que M. *d'Arluc* a ouverts, « les poumons étoient » engorgés d'un sang dissout, avec des marques » de gangrène. » (Rec. period. t. 3).

Nous ferons observer en passant, qu'on a souvent abusé du mot gangrène. J'ai fait un grand nombre d'ouvertures de cadavres à l'Hôtel-Dieu de Lyon ; et selon mes observations, rien n'est plus rare que la gangrène des viscères parenchimateux.

2.e Obs. Le deuxième cadavre présenta « dans les vis- » cères, des marques plutôt d'une putréfaction » gangréneuse que d'une vraie inflammation..... » la plèvre et les poumons presque dissous, » s'en allant en lambeaux, et laissant échapper » de leurs vaisseaux une sérosité ichoreuse et » corrompue. » (Rec. per. t. 4.)

Nous soupçonnons que l'esprit prévenu de l'auteur lui a fait confondre avec la gangrène, la couleur brune des poumons.

Faure. Dans l'observation de M. *Faure* (hist. de la

Soc. roy. de méd. 1783, 2.e part. p. 39.), « les » poumons adhéroient partout à la plèvre, se » déchiroient plutôt que de s'en séparer, étoient » très-gorgés d'un sang noir et enflammé, sur- » tout le gauche; d'ailleurs ils étoient sains. » Il est évident que l'adhérence, étrangère à la rage, avoit été produite par une pleurésie antérieure.

Mignot de Geneti.

« La surface externe des poumons d'un hy- » drophobe parut à M. *Mignot de Geneti* cou- » verte, en plusieurs endroits, de ces petits » placards de croute purulente que l'on observe » ordinairement dans les cadavres des sujets » morts à la suite de péripneumonies, de pleu- » résies, etc. » (Hist. de la Soc. roy. de méd. pag. 56).

Martin de la Caze.

Le poumon étoit d'un brun noirâtre, dans une observation de M. *Martin de la Caze* (vol. id. p. 69.) : on remarquoit çà et là des taches noires plus ou moins étendues, à peu près rondes ; il etoit adhérent aux parois de la poitrine, au médiastin et même au diaphragme du côté gauche.

Portal.

Portal, dans ses observations sur la nature et le traitement de la rage, rend compte de l'ouverture de deux personnes mortes de cette maladie. Dans l'une et l'autre, « les vaisseaux » des poumons étoient gorgés d'un sang très-

» noir, surtout la partie postérieure de ce vis-
» cère. » Ce savant médecin a ouvert un chien mort de la rage : « les vaisseaux du poumon » étoient gorgés de sang. »

Conséquence des observat. précédentes.

Voilà un assez grand nombre d'observations qui prouvent que, dans le cadavre des personnes mortes de la rage, les vaisseaux capillaires des poumons sont gorgés de sang, et que ces organes présentent plus constamment des traces évidentes d'inflammation que la trachée-artère.

Causes du silence de quelques auteurs célèbres.

Nous aurions désiré ajouter à ces noms imposans, ceux de plusieurs auteurs célèbres, particulièrement dans l'histoire de la maladie qui nous occupe; mais ils ne nous ont transmis aucune ouverture de cadavre: nous allons chercher dans leurs écrits le secret de leur silence.

Avant *Lister*, l'anatomie pathologique n'existoit point: aussi les ouvrages de ce médecin, et ceux de ses prédécesseurs, ne renferment pas d'observation d'ouverture de cadavre.

Plus tard, les hypothèses adoptées par de savans médecins les ont détournés de l'observation anatomique; ainsi, pour P. *Desault*, les vers étoient l'unique cause des phénomènes de la rage, comme l'unique objet de ses recherches, quoiqu'il ne les ait jamais aperçus. Pour lui la découverte de toute autre altération étoit inutile.

Selon *Sauvages*, un venin alkali volatil, tout de feu, formé par l'union de la salive au mucus du gosier, devoit n'enflammer que les organes de la digestion, dessécher le cerveau et le péricarde, fondre la graisse, dissoudre le sang, etc.; les poumons sont omis (voy. Chef-d'œuvres, tom. I.er pag. 105.) : voilà ce qu'on devoit trouver, et Sauvages ne s'est point donné la peine de l'examiner.

Pouteau disoit que l'impression locale du virus de la rage sur la partie mordue, suffit pour rendre compte de tout ce que l'inspection anatomique peut présenter de plus constant et de plus bizarre. (Essai sur la rage, page 8.) L'érétisme, les spasmes, les convulsions, effets du virus sur les houppes nerveuses, causent les engorgemens, les inflammations, les gangrènes. Ainsi l'ouverture des cadavres n'apprend rien.

Leroux, *Baudot*, et plusieurs autres écrivains d'un rare mérite, ont admis la théorie de Pouteau, et ont décrit la rage comme une maladie purement nerveuse. *Leroux* accordoit si peu d'importance à l'anatomie pathologique, qu'il a dit expressément que « dans cette ma-
» ladie, comme dans beaucoup d'autres, l'ou-

» verture des cadavres ne donne, contre l'opi-
» nion commune, presque aucune connoissance
» positive sur leurs causes et sur leur siége,
» et n'instruit jamais que de leurs effets. »
(Mém. de la Soc. roy. de méd. 1783. 2.e part. p. 27). Si *Morgagni* avoit pensé comme l'auteur du mémoire couronné par la Société royale de médecine, nous serions privés d'un bel ouvrage.

Nous espérions trouver dans le volume qu'a publié, il y a peu d'années, M. *Lalouette*, quelques détails importans d'anatomie pathologique. Il se borne à dire que « les viscères » semblent être dans leur état naturel. » Il est vrai qu'enchaîné aux principes d'une philosophie toute nouvelle, l'altération des organes a dû être à ses yeux une chose indifférente. La vie est, selon lui, produite par « un être vivi-
» fiant universel..... qui pénètre tous les êtres
» par leur surface au moyen des papilles ner-
» veuses.... et qui parcourt avec les nerfs tous les
» organes dont il entretient les fonctions, etc....
» La mort, dans la rage, est la suite de l'in-
» terruption vers l'intérieur, de cette affluence
» de l'être vivifiant universel, à raison de la
» désorganisation intime de toutes les papilles
» nerveuses, par le contact immédiat du virus
» rabieux, etc. »

Avec de telles suppositions, il est superflu

de se livrer à des recherches pénibles d'anatomie pathologique.

On regrette aussi qu'un observateur tel que *Vaughan*, qui a décrit exactement les symptômes de la rage, n'ait pas noté avec le même soin l'état dans lequel on trouve les organes après la mort. Il paroît n'avoir jeté qu'un coup-d'œil rapide sur le cadavre de deux hydrophobes : dans le premier, il ne s'est point donné la peine d'ouvrir le crâne ; dans l'un et l'autre il ne dit pas un mot des poumons ; il les a compris dans cette assertion vague : « On » trouve aucune altération dans les viscères. » (Voy. Andry).

Dans mes premières observations je crus, ainsi que *Vaughan*, que le poumon n'étoit point altéré, parce qu'il étoit flexible et crépitant comme dans l'état ordinaire ; mais j'avois noté sa couleur rouge, qui me parut d'abord de peu d'importance ; cependant ce n'est point celle des poumons sains, dans l'âge adulte. Lorsque je l'eus aperçue sur tous les cadavres, et que j'eus médité les auteurs, je fus convaincu que cette couleur étoit la trace d'une altération essentiellement liée à la rage.

M. *Dupuytren* n'a trouvé aucune altération bien remarquable dans les cadavres de dix personnes mortes de cette maladie. (Dissert. sur la rage, par *Ch. Busnout.* Paris, 1814.) Se peut-il que cette couleur rouge ou brune qui existoit dans les poumons de tous les hydrophobes dont *Morgagni* nous a transmis l'histoire, dans tous les cadavres que nous avons ouverts, et dans les observations que nous avons rappelées, n'ait pas existé sur un seul des dix malades de M. *Dupuytren ?* nous ne pouvons le croire. S'il ne nous est pas permis d'accuser d'inexactitude l'auteur qui le cite, nous devons penser que l'attention de cet habile opérateur très-occupé, s'est arrêtée à la mollesse, à l'élasticité et à la crépitation des poumons, et qu'il a gardé le silence sur leur couleur.

Parmi les auteurs que nous venons de citer, les uns ont été détournés de l'observation anatomique par les hypothèses qui avoient asservi leur esprit ; les autres par cette erreur trop répétée, que l'ouverture des cadavres n'apprend rien ; les regards de quelques-uns ont glissé sur des altérations peu sensibles.

Nous appelons aujourd'hui l'attention des observateurs sur les désordres que nous croyons être et l'effet de la rage et la cause de la mort. La question qui nous occupe est trop importante pour rester indécise, quoique pour nous, les altérations que nous avons signalées ne soient plus une chose douteuse.

Guidé par nos observations, par celles de *Bonnet*, de *Morgagni*, de *Boerhaave*, et de plusieurs autres auteurs, nous admettons un engorgement des vaisseaux capillaires des poumons, indice non équivoque d'une inflammation particulière qui affecte ces organes. Voyons quels sont ses caractères.

Inflammation des poumons.

Caractères.

Le premier caractère de cette inflammation qui a existé dans tous nos malades, dans tous ceux des médecins illustres que nous avons cités, est d'être produite par le virus de la rage. Elle est donc une inflammation spécifique.

Sa cause.

Susceptible d'une multitude de degrés comme toutes les autres phlegmasies, 1.° elle étoit bornée aux poumons dans les cadavres de *Berthet* et de *Girardet* : cet organe seul étoit rouge ; 2.° elle s'étendoit aux bronches et à la partie inférieure de la trachée-artère dans le cadavre de *Richer* : plus haut les voies aériennes étoient intactes ; 3.° dans les observations de *Guyot* et de *Mayen*, les poumons, la trachée-artère et le larinx étoient enflammés ; la rougeur étoit plus intense, plus brune dans la dernière ; l'inflammation paroissoit plus forte ; 4.° enfin, dans une observation de *Morgagni*, elle s'est étendue à l'arrière-bouche. Nous l'avons toujours vue s'étendre de bas en haut.

Ses degrés.

Ces divers degrés nous expliquent les différences que présentent les descriptions faites par les auteurs. Que de nuances ne voyons-nous pas dans la petite vérole, phlegmasie aigüe contagieuse, comme celle que nous examinons, tantôt confluente, tantôt tellement discrète que la peau ne paroît pas enflammée, et que si les boutons qui la caractérisent étoient situés profondément, ils échapperoient à nos regards; on se demanderoit alors si l'inflammation existe.

Son siége. A quel système appartient cette inflammation? réside-t-elle dans la membrane muqueuse ou dans le tissu cellulaire, ou s'étend-elle à la membrane séreuse qui enveloppe les poumons?

Membrane muqueuse. Dans ceux de nos malades chez lesquels cette inflammation montoit à la trachée-artère et au larinx, la membrane muqueuse de ces parties étoit seule enflammée. Elle présentoit dans sa partie la plus élevée la teinte d'une simple phlogose qui disparoissoit insensiblement: inférieurement la rougeur devenoit plus intense; elle étoit d'un rouge brun au bas de la trachée-artère. Toujours cette rougeur a semblé s'accroître, aussi loin que l'œil peut suivre la division des bronches, dans la substance des poumons: nous présumons qu'elle s'étendoit aux vésicules bronchiques, et qu'elle donnoit à la masse pulmonaire la couleur rouge que nous avons indiquée.

La

La membrane séreuse qui revêt les poumons a paru conserver sa transparence dans tous nos cadavres ; nous fûmes étonnés de ne jamais rencontrer de rougeur pleurétique, si commune dans d'autres maladies.

Membrane séreuse.

Le tissu cellulaire nous a semblé fort peu altéré, autant au moins qu'on peut le distinguer. Le poumon conservoit sa mollesse; il étoit probablement pénétré de plus de sang dans les observations de *Morgagni* et de *Boerhaave*, et plus encore dans celles de *Bonnet*.

Tissu cellulaire.

Le mucus abondant qui sort des poumons et des bronches, le dernier jour de la maladie, nous porte aussi à croire que la membrane muqueuse est le siége de l'inflammation.

L'inflammation s'étend donc plus par continuité, dans le même système, dans les membranes muqueuses, que dans les tissus voisins, cellulaire et séreux.

Puisque les poumons sont gorgés d'un sang noir, selon *Morgagni*, *Boerhaave*, *Portal ;* puisqu'ils sont d'un rouge brun dans nos observations, quel ordre de vaisseaux capillaires est le siége de cet engorgement, et imprime cette couleur rouge ou brune? sont-ce les vaisseaux capillaires qui naissent des subdivisions de l'artère pulmonaire, ou ceux qui sont la continuation des artères bronchiales ?

Quel ordre de vaisseaux capillaires engorgés.

La question est aisée à résoudre.

1.° Dès que l'inflammation s'étend à la trachée-artère, l'engorgement ne peut résider que dans les vaisseaux capillaires que fournissent les artères bronchiales. L'artère pulmonaire ne se porte pas jusque-là.

2.° Les fonctions de ces deux ordres de vaisseaux ne sont pas les mêmes. Les uns traversent le poumon pour soumettre le sang à l'action de l'air; les autres le pénètrent intimement pour le nourrir : dans tous les organes, c'est le réseau capillaire, que forme ce dernier ordre de vaisseaux, qui est le siége de l'inflammation.

Caractères extérieurs.

Il est des caractères extérieurs qui se rapportent à l'engorgement des vaisseaux capillaires, à l'inflammation des poumons. Ils sont remarquables dans la rage, et ils ne se présentent sous la même forme dans aucune autre maladie. Ces caractères sont, 1.° un état convulsif des organes de la respiration à la vue des liquides; 2.° une douleur brûlante que le malade rapporte à l'intérieur de la poitrine, depuis le col jusqu'à l'épigastre. Ce sont des symptômes pathognomoniques de cette maladie dont la marche est si rapide et la terminaison si funeste.

On dira peut-être que la rougeur des bronches est un effet de l'irritation produite par l'air qui est chassé avec violence, dans les accès de rage ? Objection.

Mais, il resteroit à expliquer la sensation de douleur et de chaleur intolérables que ressentent les hydrophobes, la soif qui les tourmente et la secrétion abondante de la bave écumeuse.

Ces altérations dépendent de l'action secrète du virus de la rage ; la rougeur n'est qu'un effet secondaire.

De tout ce qui précède nous tirerons le corollaire suivant : 1.° dans la rage, les vaisseaux capillaires des poumons sont pénétrés d'une plus grande quantité de sang que dans l'état ordinaire, puisque ces organes étoient rouges dans tous nos malades, dans ceux de *Morgagni*, et dans les observations que nous avons citées. Corollaire.

2.° Leur sensibilité est accrue, puisque les hydrophobes éprouvent une douleur excessive et une chaleur brûlante. Ces deux premiers états constituent l'inflammation.

3.° Toujours cette inflammation s'est accompagnée de l'horreur des liquides ; ce symptôme pathognomonique, souvent suspendu pendant le cours de la maladie, justifie la dénomination d'hydrophobie sous laquelle plusieurs auteurs l'ont décrite.

4.° Produite par le virus de la rage, comme l'éruption variolique par le virus de la petite vérole, l'inflammation des poumons est spécifique.

5.° Elle est susceptible de degrés variés; le premier seroit une inflammation bornée aux poumons, quelquefois seulement marquée par une foible rougeur qui peut échapper à l'œil distrait; dans un second degré, les poumons seroient bruns, ainsi que l'ont vu *Bonnet*, *Morgagni*, *Boerhaave*, etc. A des degrés plus forts, la trachée-artère, le larynx, l'arrière-bouche, seroient plus ou moins enflammés.

6.° Cette inflammation auroit son siége dans la membrane muqueuse, qui, à la trachée-artère et aux bronches, étoit seule colorée; la membrane séreuse et le tissu cellulaire des poumons ne paroissoient pas altérés.

7.° La bave écumeuse des hydrophobes est un produit de la membrane muqueuse enflammée, puisque nous l'avons toujours vue dans les parties des voies aériennes, où cette membrane étoit vivement colorée, et qui étoient le siége de la douleur. Elle est chassée sur les lèvres de l'hydrophobe dans la dernière période de la maladie, comme le mucus altéré dans l'agonie d'une personne affectée de phthysie ou de catarrhe, lorsque la respiration est stertoreuse et laborieuse.

8.° La rage est contagieuse, puisque, de vingt-trois personnes blessées par le même animal, treize sont mortes avec les symptômes de cette maladie; elles avoient été mordues immédiatement sur la peau, tandis que la plupart de celles qui ont échappé ont été mordues au travers de leurs vêtemens.

9.° Nous pensons que la bave écumeuse qui est chassée des voies aériennes sur les lèvres, est le véhicule du virus de la rage, et non la salive; puisque les glandes salivaires ne sont le siége d'aucune douleur pendant la durée de la maladie; puisque, dans le cadavre, elles ne présentent aucune trace d'altération; puisque c'est dans les bronches enflammées, siége de la douleur, que nous avons trouvé cette bave écumeuse; et puisque, dans toutes les maladies contagieuses, le virus ne se forme que dans la partie enflammée, dans la gonorrhée par exemple, dans la variole, etc. La salive n'est pas plus le véhicule du virus de la rage, que la semence n'est le véhicule du virus de la siphilis.

10.° Enfin cette inflammation, qui se lie aussi à une phlegmasie cérébrale et à d'autres altérations que nous signalerons, a constamment une marche rapide et une terminaison funeste.

Tels sont les caractères de l'inflammation hydrophobique que nos recherches nous ont dévoilée dans les organes de la respiration.

Expériences

Je désirois appuyer, de toute la force de l'expérience, la doctrine que je livre au jugement des médecins. J'ai tenté, conjointement avec l'un des professeurs de l'Ecole vétérinaire de Lyon, d'inoculer la rage, 1.° en insérant, dans deux plaies faites à un chien, un fragment de la glande parotide qui secrète la salive, regardée généralement comme le véhicule du virus; 2.° en insérant, dans des plaies faites à un second chien, des parcelles de la trachée-artère et des bronches, que je pense être l'origine de la bave écumeuse. Ces corps étrangers, fixés par quelques points de suture, ont causé une trop abondante suppuration, et notre expérience n'a donné aucun résultat.

Nous la tenterons de nouveau lorsque l'occasion se présentera, sans laisser séjourner le corps étranger.

Conséquences.

Ce n'est point une vérité stérile que nous croyons avoir établie; il nous sera facile d'en tirer quelques conséquences qui ne seront pas sans intérêt.

1.° Sous le rapport de la cause de la maladie, on est conduit à rejeter cette explication, souvent répétée, que le chien est plus sujet à la rage, parce que ne suant point, les principes âcres de la sueur se portent sur les glandes salivaires, les irritent et pervertissent la salive.

L'opinion de *Sauvages* qui attribue à l'irritation que produit la salive, le resserrement de la gorge, l'inflammation de l'œsophage et de l'estomac, une démangeaison des gencives qui porte les malades à mordre, sera également rejetée. Cet auteur a été un instant voisin de la vérité, lorsqu'il a admis que la mucosité du gosier et de l'œsophage étoit la source du venin. Il s'en écarte bientôt, en supposant que cette mucosité et la salive, peu nuisibles séparément, deviennent venimeuses par leur *alliage*, et en dissertant sur le venin alkali igné dont il veut expliquer les effets.

Si les morsures faites par des animaux enragés, dans le voisinage des organes salivaires, à la bouche, sont signalées comme très-dangereuses, ce n'est pas parce que le virus se mêle à la salive et l'infecte immédiatement, comme tant d'auteurs l'ont affirmé gratuitement; c'est parce que leur situation ne permet pas que l'on fasse avec la même exactitude que dans d'autres parties, l'application des moyens propres à entraîner le virus ou à le détruire.

2.° Sous le rapport du traitement, on voit

combien étoit peu fondé le précepte de *Pouteau* de ne rien faire prendre au malade, dans la crainte d'entraîner dans l'estomac une salive irritante susceptible de l'enflammer.

C'est l'erreur commune qui a engagé quelques médecins à conseiller le mercure, pour neutraliser le virus dans les glandes salivaires, et qui a inspiré à *Ehrmann* et quelques autres, le précepte de faire saliver, en donnant ce remède à haute dose, ce qui doit accroître l'excitation et l'inflammation.

Je ne parle pas de l'opinion de *Desault* qui admettoit la présence des vers dans la salive; elle a été combattue depuis long-temps.

3.° La connoissance du siége de quelques-uns des plus grands désordres de la maladie, peut conduire à un traitement plus rationnel; en même temps qu'on oppose les antiphlogistiques à la phlegmasie cérébrale, et les antispasmodiques aux symptômes nerveux, on peut appliquer directement sur la membrane des voies aériennes des médicamens variés, sous forme de vapeur, comme résolutifs, ou comme calmans, ou comme propres à changer le mode d'irritation, ou *comme spécifiques*.

ARTICLE TROISIÈME.

Organes de la circulation dans la rage.

Le sang acquiert dans les poumons sa qualité de sang artériel. Nous allons donc indiquer ses altérations à la suite de celles des organes de la respiration.

Les phénomènes que nous ont offerts les organes de la circulation, ne sont pas moins dignes d'attention que ceux qu'ont présentés les organes que nous avons examinés.

Le premier est la présence de l'air dans le cœur et les gros vaisseaux. J'ai eu occasion de l'observer à la suite de quelques autres maladies, mais rarement. Air dans le cœur.

Lorsque, avec un scalpel, je piquai le ventricule droit du cœur de *Mayen*, de grosses les d'air et de sang se dégagèrent aussitôt, et se succédèrent pendant quelques instans, de manière à faire présumer que l'air contenu dans ce ventricule égaloit le volume d'une noix. D'où venoit-il ? je l'ignore. 1.ere Obs.

D'où venoit aussi l'air qui se dégageoit lentement d'entre les colonnes du ventricule gauche 2.e Obs.

3.e Obs. de *Girardet?* d'où venoient les bulles d'air qui sortoient en grand nombre, avec un sang noir, de l'aorte pectorale de *Guyot?* cet air qui circule avec le sang s'y seroit-il développé, ou se seroit-il insinué dans les vaisseaux des poumons, par la rupture des vésicules bronchiques, pendant les violens efforts d'une respiration convulsive? on ne peut établir que des conjectures.

De tous les auteurs qui ont écrit sur la rage, *Morgagni* est le seul que je connoisse, qui fasse
4.e et 5.e Obs. mention de ce phénomène singulier. il l'a aperçu deux fois dans le cœur de personnes mortes de la rage, *cordis auricula dextra in duobus aere*
6.e Obs. *dilatata*. Une fois il a vu l'air s'échapper au-dessous de la dure-mère. Comment y étoit-il parvenu?

Les bulles d'air que nous avons vues sortir du ventricule droit, étoient contenues dans des vésicules d'un sang rouge et vermeil. On peut donc présumer qu'elles contenoient de l'oxigène.

Andry. Nous ne serons plus étonnés de lire dans *Andry* (page 33), que « tous les liquides » sont changés en écume, et que l'air domine » partout, au point que, dans les muscles des » animaux morts de la rage, on sent une es- » pèce de crépitation. » Cette proposition, qui semble un peu vague, s'explique par nos observations, puisque nous avons vu l'air,

1.° circuler avec le sang dans le cœur et les gros vaisseaux; 2.° convertir en écume le mucus des bronches ; 3.° rendre le poumon emphysémateux, et pénétrer le tissu cellulaire de la poitrine, du col et de l'abdomen.

Altérations du sang.

Il nous seroit encore difficile d'expliquer la présence d'une infinité de points brillans qui donnoient au sang un aspect huileux. Le sang du cœur, de l'aorte, des vaisseaux du col, de ceux du cerveau, nous les a présentés dans les trois dernières ouvertures de cadavre que nous avons faites. Aspect huileux du sang.

Quelque attention que nous ayons mise à les examiner, nous ne pouvons dire de quelle nature étoient ces points brillans ; nous ne savons si c'est une matière huileuse, ou de l'air très-divisé qui couloit avec le sang ; nous regrettons de n'avoir pas résolu cette question, en les soumettant à l'action d'une machine pneumatique qui auroit dilaté les bulles d'air.

Le sang nous a encore offert cela de remarquable, que sa couleur et sa consistance ne sont pas les mêmes pendant la vie de l'homme atteint de la rage, et après sa mort. C'est à tort qu'on a voulu nier cette différence ; déjà elle Sang.

avoit été indiquée par *Boerhaave* et par *Sauvages*, et ce dernier auteur en a donné une explication, qui ne nous paroît pas très-satisfaisante.

Pendant la vie.

Le sang que je fis tirer à *Guyot*, fut mis dans des vases exposés à l'air. Il se convertit en un caillot rouge et consistant, sans apparence de sérosité. [Un chat qui en avoit mangé, fut poursuivi dans l'hôpital et tué] (1).

Le sang tiré des veines de *Mayen* s'est aussi complètement coagulé.

Après la mort.

Dans les cinq premiers cadavres de personnes hydrophobes que j'ai ouverts, le sang étoit également noir dans les deux oreillettes et dans le ventricule droit. Cette dernière cavité, dans le cœur de *Richer*, renfermoit un polype gélatineux, jaunâtre, du volume d'un petit œuf de poule, se prolongeant dans l'oreillette correspondante : il étoit semblable à ceux qu'on rencontre dans un grand nombre de sujets, et

---

(1) *Lémery* rapporte qu'un chien devint enragé, après avoir lapé le sang d'un hydrophobe qui venoit d'être saigné (Histoire de l'Acad. des sciences, 1707) : comme il est peu probable que le sang soit doué de la faculté de transmettre la rage, il seroit curieux de pouvoir faire des observations nouvelles, bien authentiques.

qui se forment après la mort, selon l'opinion du professeur *Corvisart.*

L'artère aorte de *Guyot* contenoit un cylindre gélatineux de même nature, qui s'étendoit dans l'artère sousclavière droite, d'où il fut retiré ayant la forme d'un ver très-long. Les membranes internes du cœur et de l'artère aorte conservoient leur aspect jaunâtre.

Le sang qui n'étoit point ainsi converti en caillot, étoit noir, très-fluide dans le cœur, dans les artères et dans les veines; il couloit facilement et abondamment des vaisseaux du col et de la tête. Assez d'auteurs ont indiqué cette grande fluidité du sang dans les cadavres de personnes mortes hydrophobes, pour que nous nous dispensions d'insister sur ce point. Seulement nous ajouterons que ce sang noir et fluide, exposé à l'air, ne se coagule point; tandis que le sang tiré pendant la vie, dans le cours de la maladie, se convertit promptement en un caillot dense, sur lequel on aperçoit à peine cette couche albumineuse, qu'on a appelée couenne inflammatoire.

L'altération des poumons doit avoir une grande influence sur la coloration du sang. Comment le sang de l'artère pulmonaire se combinera-t-il avec l'un des principes de l'air, si la membrane muqueuse des cellules bron- Considérations physiologiques.

chiques est engorgée, si la respiration est convulsive, si la sensibilité des poumons est devenue excessive, s'ils sont le siége d'une ardeur qui cause des tourmens continuels ?

Il est au moins permis de penser que cette combinaison doit être très-imparfaite, et que le sang ne s'animalise guère dans un organe qui recèle ainsi le germe de la mort.

Près du terme de la maladie, ce fluide conservera sa couleur noire comme dans l'asphixie; il ne sera plus propre à exciter le cœur dont les battemens deviendront foibles; aussi le pouls devient-il mou, petit et intermittent : il n'excitera plus les organes musculaires; aussi l'adynamie a-t-elle précédé l'agonie dans plusieurs de nos malades : il agira sur le cerveau comme dans l'asphixie; et si l'inflammation cérébrale n'est pas assez violente pour produire la mort au milieu de vives convulsions, cet organe cessera ses fonctions par l'influence pernicieuse d'un sang noir, et le malade succombera.

La mort n'est pas l'effet immédiat du virus.

Ce n'est donc pas l'action immédiate du virus qui tue. S'il avoit la faculté d'anéantir immédiatement le principe de vie, la mort auroit lieu dès l'invasion de la rage; mais il excite les organes les plus importans à la vie; altère leur organisation, puis fait cesser leur action. Le cerveau et les poumons enflammés, les phénomènes chimiques de la respiration arrêtés, le sang noir ne pouvant stimuler le cœur ni les organes, l'air qui s'est introduit secrètement dans la circulation : telles sont les causes des phénomènes de l'agonie dans la rage ; ils varient selon que le cerveau ou les poumons sont plus ou moins enflammés.

Il nous reste à établir l'existence de l'inflammation du cerveau.

ARTICLE QUATRIÈME.

De l'état du cerveau dans la rage.

FALLOIT-IL, adoptant une théorie spécieuse à l'exemple de tant de médecins célèbres d'ailleurs, prononcer sur l'état du cerveau sans daigner porter nos regards dans la cavité qui le recèle ? Falloit-il sans examen, exclure toute idée d'inflammation d'un organe dont les fonctions sont dans un trouble extrême, et dont les vaisseaux ont été vus plus d'une fois, gorgés de sang ? non sans doute.

Nous avions à constater des altérations profondes qui s'étoient offertes aux yeux de *Mor-*

gagni. Une théorie, toute séduisante qu'elle est, ne présente qu'un intérêt secondaire : nous n'avons pas de peine à nous en détacher, lorsqu'elle ne cadre point avec les faits que nos sens peuvent saisir.

Inflammation du cerveau.

Nos recherches nous portent à admmettre l'inflammation du cerveau au nombre des altérations essentielles de la rage. Nous allons la soumettre à un examen sévère ; si son existence est confirmée par l'observation, le raisonnement et l'anatomie pathologique, nous serons en droit de la proclamer comme une vérité démontrée.

Démontrée par l'analyse.

Empruntons d'abord le secours de l'analyse pour déterminer le caractère de l'inflammation ; profitons de l'heureuse idée que *Dumas* (1) a développée dans sa *doctrine générale des maladies chroniques*, de distinguer les principes élémentaires, afin de les mieux étudier.

---

(1) Quelques amis de ce savant lyonnais, professeur et doyen de la faculté de Montpellier, m'ont reproché de ne pas avoir assez loué ses ouvrages de physiologie, dans la Biographie universelle, 12.e vol., où j'ai accordé de plus grands éloges à sa doctrine générale des maladies chroniques. Il y a beaucoup de science dans les ouvrages de Dumas ; mais il y a plus de génie dans le dernier ; et je persiste à croire qu'il occupera une place plus distinguée dans l'Histoire de la médecine.

Deux

Deux principes élémentaires distinguent toute inflammation aigue ; 1.° *exaltation de la sensibilité*; 2.° *abord d'une plus grande quantité de sang* dans les vaisseaux capillaires de la partie malade. Deux élémens des inflammations.

De ces deux élémens naissent tous les symptômes des phlegmasies, douleur, rougeur, chaleur et augmentation de volume; ils troublent les fonctions de l'organe enflammé ; enfin par une irradiation sympathique, ils dérangent l'action des organes éloignés, lorsque l'inflammation est vive, ou lorsqu'elle existe dans un organe très-sensible : de là l'appareil fébrile qui l'accompagne.

C'est aussi de ces deux élémens que naissent les deux indications curatives que fournit la méthode analytique : 1.° calmer l'irritation nerveuse, 2.° diminuer la quantité de sang des vaisseaux engorgés.

Si le cerveau nous offre dans son tissu ou dans ses enveloppes, et cet accroissement de sensibilité qui le rend le siége d'une douleur plus ou moins forte, et cette plénitude des vaisseaux capillaires sanguins qui le pénètrent et laissent apercevoir une rougeur plus vive que dans l'état naturel ; si les fonctions cérébrales Cerveau.

sont troublées par une excitation trop vive et par l'abord de trop de sang, alors nous devons regarder comme enflammé cet organe, ou les membranes qui l'entourent.

1.er élém. isolé. Mais s'il n'existoit qu'un seul des deux élémens de l'inflammation, nous aurions une maladie d'une nature différente.

S'il n'y avoit qu'*accroissement de la sensibilité* sans trouble dans la circulation, comme une céphalalgie subite causée par une odeur désagréable, des convulsions par une affection morale, ou par la présence d'une esquille dans les chairs, ou par une irritation nerveuse, ancienne et permanente, comme celle que *Pouteau* fit cesser à l'instant par une incision (œuvr. posth. 2.e vol., et essai sur la rage, obs. de *Magdel. Mondet* et de M.lle *Perrin*), il y auroit une simple névrose.

2.e élém. Si, sans aucun trouble dans la sensibilité, sans irritation, il n'y avoit qu'afflux d'une grande quantité de sang dans cet organe, comme une pléthore locale, une congestion sanguine causée par une position trop basse de la tête, par la compression des vaisseaux du col, et susceptible de produire la rougeur du visage, la pesanteur de tête, l'assoupissement, la paralysie ou une foible apoplexie, il n'y auroit point encore inflammation ; seulement elle pourroit en être la suite.

Elémens réunis dans la rage.

Dans la rage, le cerveau n'est point affecté isolément de l'une ou de l'autre de ces deux manières. Ces deux élémens y sont réunis comme dans l'inflammation.

Les symptômes d'excitation sont, la douleur que l'on sent à la la tête; le développement de l'intelligence qui rend la perception plus facile, la mémoire plus fidèle, l'imagination plus vive et la conversation plus animée ; l'influence de l'organe cérébral sur les sens et sur les muscles, augmentée, etc. : ils ont tous été notés par les médecins observateurs ; ils les ont signalés comme des symptômes purement nerveux, quoiqu'ils ayent la plus grande analogie avec ceux de la phrénésie, de l'inflammation des méninges.

Ils auroient eu raison sans doute, si le second élément de l'inflammation avoit manqué, s'il n'avoit existé ancun changement dans la circulation des vaissaux capillaires sanguins ; mais dans la rage, les attributs d'une vive excitation cérébrale sont constamment liés aux phénomènes que produit l'afflux du sang dans ces vaisseaux capillaires. Ainsi la tête est pesante, le visage coloré, comme dans la pléthore sanguine de cette région élevée du corps ; la pie-mère est aussi rouge que dans la phrénésie, et que les membranes séreuses et muqueuses qui ont été enflammées ; la douleur est apaisée par la saignée comme dans les maladies inflammatoires.

Cette inflammation du cerveau est à la vérité sous l'influence d'un stimulus puissant qui lui imprime un caractère *sui generis*. Le virus de la rage, dont la nature nous échappe, est ce stimulus puissant qui excite le cerveau, ou d'une manière directe, ou d'une manière sympathique. C'est une loi de la théorie des fluxions, que le sang aflue dans les vaisseaux capillaires d'un organe sensible fortement stimulé ; ce fluide pénètre donc abondamment le réseau capillaire de la pie-mère et la substance cérébrale. Trop de sang devient une seconde cause d'excitation, un nouveau stimulus ; son évacuation produira un soulagement dans l'organe affecté. Si l'excitation première est permanente, le sang sera sans cesse attiré vers l'organe qui en est le siége ; les deux élémens marcheront de concert ; leurs effets seront augmentés et confondus.

Ce n'est point là une pure supposition ; c'est l'histoire abrégée des phénomènes immédiats de toute inflammation : c'est aussi ce que nous offre l'altération du cerveau dans les diverses périodes de la rage, qui se succèdent promptement, se rapprochent et se confondent.

Inflammation démontrée par l'anatomie pathologique.

On pourroit soupçonner qu'une inflammation dont la marche est si rapide, ne laisse dans le cadavre aucune trace de son existence : ce seroit une erreur. Les sinus sont gorgés de sang; les vaisseaux de la pie-mère injectés; des taches inflammatoires, des ecchymoses existent à la surface du cerveau; de nombreuses gouttelettes sanguines s'échappent de la substance de cet organe lorsqu'on le divise; les plexus choroïdes sont bruns; on trouve une sérosité sanguinolente dans les ventricules latéraux; et une couche d'aspect gélatineux s'étend sur une partie du cerveau.

Sinus pleins de sang. Pie-mère injectée.

Toujours les sinus m'ont paru remplis d'un sang noir et liquide. Toujours j'ai vu le réseau vasculaire de la pie-mère fortement injecté, présentant un aspect brun jusque dans les anfractuosités où il pénètre; il devenoit plus apparent lorsqu'on séparoit par lambeaux la pie-mère du cerveau auquel elle adhère. La même disposition s'est fait observer autour du cervelet et de la moëlle épinière.

Infiltrations sanguines.

On apercevoit, outre cette injection de tous les vaisseaux ténus de la pie-mère, de larges taches d'un rouge écarlate, étendues sur les diverses faces du cerveau. Plus vive vers leur centre, la rougeur s'affoiblissoit vers leur circonférence, et se perdoit insensiblement comme une rougeur érysipélateuse.

Ecchymose.

Dans les cadavres de *Richer* et de *Guyot*, le sang étoit extravasé dans le tissu cellulaire de la pie-mère en telle quantité, qu'il y formoit de larges ecchymoses. La substance du cerveau étoit entièrement cachée par ces ecchymoses, vers sa base, ainsi qu'à l'origine des nerfs optiques.

Lorsqu'avec la pointe d'un scalpel je divisois les cellules de la pie-mère, j'en faisois sortir le sang extravasé : il étoit rose, en petite quantité, mêlé à un peu de sérosité dans les taches rouges, tandis que dans les parties ecchymosées, il étoit abondant, noir et liquide.

Ailleurs des taches naissantes d'un rose léger, suivoient la direction des vaisseaux ténus, injectés, comme si un peu de sang avoit transsudé au travers des pores de ces petits vaisseaux noirâtres, pour se répandre dans les cellules voisines. Lorsque d'une certaine élévation on versoit de l'eau sur ces taches, on ne les effaçoit point. En promenant le manche du scalpel doucement appuyé, on chassoit devant cet instrument le sang contenu dans les vaisseaux et celui qui étoit infiltré dans les cellules. Dès que l'on piquoit ces cellules, la petite quantité de fluide seroso-sanguin s'écouloit.

Seroit-ce au travers des pores organiques que ce fluide seroit sorti des petits vaisseaux, comme il le paroissoit? ne se seroit-il pas répandu par des vaisseaux exhalans?

Plexus chorroïde.

Les vaisseaux du plexus choroïde des ventricules latéraux étoient aussi remplis de sang; ils lui imprimoient une couleur d'un rouge brun.

Plexus du quatrième ventricule.

Un autre plexus choroïde qui ferme en arrière le quatrième ventricule, et qui a été oublié par nos meilleurs anatomistes, bien que son existence soit constante (1), étoit aussi pénétré de beaucoup de sang. Les prolongemens qu'il envoie en avant sur les côtés, entre la huitième paire de nerfs à son origine et la partie correspondante du cerveau, étoient tellement colorés par du sang noir dans le cadavre de Richer, qu'ils avoient l'apparence d'excrois-

---

(1) Le plexus choroïde du quatrième ventricule est pâle, peu apparent dans les cerveaux exempts d'inflammation. Il est composé de granulations fines, adhérentes à une portion de la pie-mère qui contribue à le former. Il envoie deux prolongemens qui se terminent en forme de petites têtes arrondies au devant des nerfs de la huitième paire. Un prolongement postérieur se termine en pointe en se dirigeant vers le cervelet; on pourroit le regarder comme la queue de ce corps.

sances brunes, du volume d'un petit pois aplati. Je pensois d'abord que, si cette production pathologique, placée à l'origine des nerfs pneumogastriques, étoit constante, elle pourroit servir à expliquer les désordres qui existent dans la respiration et dans l'estomac des hydrophobes. Les autres personnes mortes de cette maladie, me l'ont offert moins brun; mais toujours bien plus rouge que dans les sujets dont le cerveau n'est le siége d'aucune inflammation.

Ce plexus étoit enflammé comme tous les prolongemens vasculaires de la pie-mère ; et l'on peut croire que cette inflammation du cerveau à l'origine des nerfs pneumogastriques doit accroître leur sensibilité. Que les sens et le cerveau d'un hydrophobe soient excités par la vue d'un liquide, ou par toute autre impression plus ou moins vive, le nerf plus sensible ne devient-il pas aussitôt le conducteur du principe secret qui rend la respiration convulsive et suffocante ?

Infiltration séreuse.

La surface du cerveau de deux cadavres de personnes mortes de la rage, m'a présenté une couche ayant l'aspect gélatineux. Cette couche couvroit toute la face supérieure de l'un et de l'autre hémisphère du cerveau de *Berthet* (p.); elle n'existoit dans *Mayen* (p.) qu'au niveau des fosses temporales, près des scissures de Sylvius.

Lorsqu'avec la pointe du scalpel je divisois les lames celluleuses de la pie-mère, une sérosité abondante et limpide s'écouloit, les cellules s'affaissoient, et la couche gélatineuse disparoissoit; elle étoit donc un véritable *œdème* de la pie-mère. Nous ne répéterons donc pas avec de graves auteurs, que dans les cadavres de personnes mortes de la rage, le cerveau est *desséché*.

Je suis porté à regarder cet œdème comme un effet de l'inflammation qui s'étend aux vaisseaux blancs, parce que dans d'autres circonstances où les malades avoient succombé aux symptômes d'une encéphalite, j'ai trouvé cette couche gélatiniforme unie à des traces d'inflammation.

Morgagni, *Valsalva*, *Bonnet* et *Willis* ont ouvert les cadavres de personnes mortes de phrénésie : ils ont vu les vaisseaux sanguins souvent distendus par le sang, ainsi que la couche d'aspect gélatineux dont nous indiquons la présence : *gelatinam mentiebatur*. (Morgagni *de sedib. et caus. morb.* lib. 1., epist. VII.

C'est le propre du tissu cellulaire non graisseux de s'infiltrer de sérosité, lorsqu'il appartient à une partie enflammée. C'est ainsi que se forme l'œdème des paupières dans l'érysipèle de la face, et l'œdème du prépuce dans l'inflammation de la partie qu'il recouvre.

Un spasme de la substance cérébrale, qui étrangleroit les vaisseaux sanguins et lymphatiques, est une pure supposition à laquelle nous ne devons pas nous arrêter.

La pie-mère des vieillards est souvent le siége d'un œdème, comme le tissu cellulaire des autres régions, sans qu'il y ait inflammation; ce cas est différent et étranger à notre sujet.

Ventricule. Les ventricules latéraux ne contenoient qu'une foible quantité de sérosité, tantôt lympide, tantôt un peu rouge comme dans les observations de *Guyot* et de *Berthet*.

Substance cérébrale. La substance du cerveau et du cervelet m'a paru le plus souvent un peu ramollie; elle laissoit suinter des gouttelettes sanguines en grand nombre, lorsqu'on la divisoit avec le scalpel. J'ai successivement examiné avec soin tous les corps que forme la substance cérébrale, et que les anatomistes décrivent avec le cerveau; aucun d'eux ne m'a présenté de changement de couleur, de trace d'altération.

Rappelons maintenant les observations d'anatomie pathologique qui ont fait naître les considérations que nous venons d'émettre.

Autopsies. Lorsque je fis l'ouverture du cadavre de
1.ere Obs. *Mayen*, la pie-mère offroit une rougeur vive

dans toute son étendue ; elle étoit de couleur scarlatine à la partie supérieure et postérieure de l'hémisphère gauche et à la partie inférieure des lobes antérieurs. Une couche gélatiniforme existoit au niveau de la fosse temporale gauche ; des piqûres firent écouler de la sérosité limpide, et la couche gélatiniforme disparut. Des lotions aqueuses n'effaçoient point la rougeur scarlatine ; le manche du scalpel chassoit au devant de lui le sang extravasé sous les lames extérieures de la membrane, et les piqûres le faisoient sortir des cellules. La rougeur de la pie-mère étoit très-vive dans toutes les anfractuosités du cerveau et dans les scissures de Sylvius ; elle s'étendoit jusque sur la moëlle épinière, et paroissoit un peu moins forte autour du cervelet. La substance du cerveau sembloit un peu ramollie. Le canal médullaire ouvert ne me présenta que l'injection des vaisseaux sanguins qui entourent la moëlle épinière.

Dans l'ouverture du crâne de *Richer*, la pie-mère n'étoit pas moins gorgée de sang dans toute son étendue ; des taches rouges comme de l'écarlate étoient répandues sur toutes les faces du cerveau, de forme irrégulièrement arrondies ou allongées et d'un ou deux pouces de diamètre. L'origine des nerfs optiques étoit entourée d'une ecchymose noirâtre. De nombreuses 2.e Obs.

gouttelettes s'échappoient de la substance du cerveau divisé. Les ventricules latéraux contenoient un peu de sérosité sanguinolente. Le plexus choroïde de ces ventricules étoit d'un rouge brun ; celui du quatrième ventricule étoit épais, noirâtre et offroit l'apparence d'un corps étranger.

3.e Obs. L'autopsie de *Guyot* nous a montré la dure-mère avec son épaisseur et sa pâleur ordinaires, l'arachnoïde ayant une foible teinte rose dans les points où elle peut être séparée de la pie-mère à laquelle sa lame interne adhère intimément dans la plus grande partie de son étendue. La pie-mère étoit injectée jusque sur la moëlle épinière, à la naissance de laquelle elle fut examinée ; elle étoit aussi gorgée de sang dans les anfractuosités, et surtout dans les scissures de Sylvius. Plusieurs taches de rougeur scarlatine, d'un pouce environ de diamètre, étoient répandues à la partie supérieure du cerveau, à sa base, sur ses côtés et à sa partie antérieure. Une large ecchymose existoit à la base du crâne depuis la jonction des nerfs optiques, jusqu'à la protubérance annulaire. Le plexus choroïde des ventricules latéraux étoit d'un rouge brun ; celui du quatrième ventricule étoit d'un rouge grisâtre. Un peu de sérosité rose étoit contenue dans les ventricules latéraux ; les sinus étoient pleins de sang.

Il seroit difficile de voir de plus grandes traces d'inflammation que dans ces trois autopsies, puisque tous les vaisseaux renfermés dans la cavité du crâne étoient remplis de sang, que le système capillaire étoit extrêmement injecté, et que le sang étant encore répandu dans les cellules de la pie-mère, y formoit de nombreuses taches et de larges ecchymoses. J'ai trouvé des traces d'inflammation moins grandes dans les cadavres de personnes mortes de phlegmasie du cerveau, qui s'étoit terminée par suppuration.

A l'ouverture du crâne de *Berthet*, un peu de sérosité s'écoula de la surface du cerveau après une incision faite à la dure-mère, la pointe de l'instrument ayant atteint l'arachnoïde et les lames de la pie-mère. Une couche gélatiniforme couvroit toute la partie supérieure des hémisphères du cerveau et s'étendoit sur ses faces latérales, la piqûre des lames de l'arachnoïde laissoit écouler une sérosité limpide et la couche d'aspect gélatineux disparoissoit. Les sinus étoient remplis de sang. Il y avoit injection de tous les vaisseaux de la pie-mère et une rougeur inflammatoire de cette membrane, plus marquée vers les scissures de Sylvius et vers les bras de la 4.e Obs.

moëlle allongée. Les plexus choroïdes des ventricules latéraux et du quatrième, étoient rouges; de la sérosité rougeâtre existoit dans les ventricules latéraux.

5.e Obs. Les sinus de la cavité du crâne de *Rigaud* laissèrent couler abondamment du sang très-liquide. Le tissu vasculaire de la pie-mère étoit gorgé de sang dans toute son étendue. Les plexus étoient d'un rouge grisâtre. La substance du cerveau paroissoit ramollie. Les corps que récèlent les parties profondes du cerveau, tels que la glande pinéale, les tubercules quadrijumaux et les éminences des ventricules, examinés ainsi que dans les observations précédentes, étoient sans trace d'altération.

6.e Obs. Dans le crâne de *Girardet*, les divisions de l'artère méningée moyenne, qui rampent sur la dure-mère, étoient distendues par le sang; une rougeur scarlatine étoit étendue aux deux côtés de la tête près des scissures de Sylvius. Toute la partie supérieure et postérieure du cerveau étoit recouverte d'une couche œdémateuse de la pie-mère, ayant l'aspect gélatineux. La pie-mère étoit d'une rougeur brune dans toute son étendue, et dans ses lambeaux détachés des anfractuosités. Le sang qui sortoit des vaisseaux étoit noirâtre, liquide et offroit un aspect huileux.

D'importantes lumières peuvent être empruntées des auteurs qui nous ont transmis le fruit de leurs recherches. Les observations qu'ils nous ont laissées sont des matériaux que nous allons chercher à mettre en œuvre. Le seul point d'anatomie pathologique sur lequel ils aient paru un peu d'accord, est celui qui a trait à la plénitude des vaisseaux du cerveau. Voici la manière dont *Morgagni*, le plus célèbre de tous, s'exprime dans le récit de trois ouvertures de cadavres de personnes mortes de la rage. Morgagni.

Sub ea meninge (dura) bullæ aëreæ. Vasa omnia cerebri sanguine plena, ut choroïdes plexus nigricarent. Nihil seri effusum. Cerebri et cerebelli substantia sicca potius quàm humida. (Lib. 1. de morbis capitis, epist. VIII). 7.e Obs.

Voici un extrait de sa seconde observation: *Pharinx autem usquè ad nasi posteriora foramina suumque fornicem plena erat spumæ ex flavo virentis. Deniquè in meningibus vasa sanguine valdè distenta, et substantia interior cerebri punctis ubique, et quasi filamentis sanguineis distincta. In lateralibus ventriculis serum non multum, idque rubellum.* 8.e Obs.

Troisième observation de *Morgagni* : « *Meningum vasa tum venosa tum arteriosa, præter modum sanguine plena, eoque et ubique, pernigro; nervi optici solito crassiores, sed* 9.e Obs.

laxiores et flaccidiores. Nec verò cerebrum, cerebellum, spinali medullâ sicciora fuerunt quàm soleant, ut neque ventris thoracisque viscera et musculi. In cerebri ventriculis subflava aqua ad uncias tres.

Par leur conformité avec celle d'un auteur tel que l'illustre *Morgagni*, mes observations acquièrent plus de prix; elles étoient rédigées lorsque je lus pour la première fois ce qu'il a écrit sur la rage. La plénitude des vaisseaux du cerveau paroît avoir fixé son attention, puisqu'il répète ailleurs : *In tribus vasa omnia cerebri valdè sanguine distenta.*

Il est d'autres médecins très-recommandables qui ont recueilli de semblables faits, et qui les ont consignés dans leurs écrits; ils peuvent être cités à côté de *Morgagni*.

10.e Obs. de Mead. Suivant *Mead*, les cadavres des personnes mortes de la rage ont présenté les vaisseaux du cerveau extrêmement distendus; le sinus longitudinal étoit gorgé d'un sang fluide et non d'un sang concret et coagulé, comme on l'observe dans la plupart des maladies de la tête.

11.e Obs. de Darluc. La pie-mère, dit M. *Darluc*, qui n'a ouvert le crâne qu'une fois, nous parut très-engorgée, et ses vaisseaux considérablement distendus et remplis d'un sang fluide et dissout. (Rec. périod. d'obs. t. 4. p. 271).

Vaughan,

Vaughan, qui n'a aussi ouvert le crâne qu'une fois, dans trois observations rapportées par *Andry*, a trouvé les vaisseaux du cerveau gorgés de sang. 12.e Obs. Vaughan.

Sur deux cadavres de personnes hydrophobes, M. *Revolat*, médecin de Vienne, a trouvé les vaisseaux du cerveau gorgés de sang. (Andry, p. 375). 13.e et 14.e Observ. Revolat.

L'ouverture du cadavre d'un homme mort de la rage, a fait voir à M. *Morelot*, chirurgien en chef de l'hôpital de Beaune, les membranes du cerveau enduites d'une lymphe épaisse et les vaisseaux engorgés. (Journ. gén. de méd., août 1818. 15.e Obs. M. Morelot.

Voici ce qu'on lit dans l'histoire du traitement fait à Senlis, sous la direction de plusieurs membres illustres de la société de médecine de Paris, et des médecins et chirurgiens de Senlis.

Première autopsie : « L'ouverture de la tête nous a présenté la dure-mère et les sinus très-remplis de sang; la surface externe du cerveau et la pie-mère étoient couvertes de vaisseaux sanguins très-distendus; la substance du cerveau étoit très-ferme et gorgée de sang; les plexus choroïdes étoient aussi remplis......... Le cervelet offroit aussi les mêmes indices d'engor- 16.e Obs. de Senlis.

gement. » (Voy. Andry et les mém. de la société roy. de médecine).

17.e Obs. « A l'ouverture du crâne du nommé *Gravant*, la dure-mère nous a offert des vaisseaux sanguins assez gorgés ; le sinus longitudinal contenoit beaucoup de sang. La pie-mère étoit adhérente à la dure-mère par de petites concrétions le long de la partie droite de la faulx : on observoit entre les membranes de la pie-mère et les circonvolutions du cerveau, une sérosité gélatineuse en assez grande quantité ; les vaisseaux sanguins étoient très-gorgés à la surface du cerveau qui étoit d'une consistance très-ferme ; les ventricules contenoient beaucoup de sérosité, etc. »

Voilà un assez grand nombre d'observations recueillies par des hommes célèbres. Toutes nous présentent cette plénitude des vaisseaux du cerveau, qui, liée aux symptômes d'excitation cérébrale, est un témoignage irrécusable d'un engorgement inflammatoire.

Il seroit peut-être difficile de réunir un plus grand nombre d'observations d'inflammation essentielle du cerveau, avec un engorgement des vaisseaux aussi marqué et aussi constant.

Il est encore quelques ouvertures de cadavres que l'on trouve dans des ouvrages estimés : elles sont incomplètes ; ou l'examen a été trop rapide et le crâne n'a point été ouvert; ou le crâne a été divisé, et l'on se borne à dire que le cerveau étoit sec.

Deux causes ont dû s'opposer aux recherches soignées d'anatomie pathologique. La première est la crainte que l'on ne surmonte pas aisément, et qu'inspire cette terrible maladie; la seconde est la pensée fausse, nuisible aux progrès de la science, et trop souvent émise, que l'ouverture des cadavres n'offre rien de satisfaisant.

Les mémoires couronnés, ou mentionnés honorablement par la société royale de médedecine, sont bien stériles, considérés sous le rapport de l'anatomie pathologique. On découvre bien plus de traits de lumière dans les trois observations de *Morgagni*.

Nous ne passerons pas sous silence néanmoins une note tirée du mémoire de *Leroux*, (p. 27) qui a trait à notre sujet. Ce célèbre chirurgien, qui avoue n'avoir jamais disséqué de cadavres d'hydrophobes, rapporte qu'en dernier lieu, des médecins ont renouvelé l'opinion des sectateurs d'*Asclépiades*, et prétendent que le siége de la rage est dans les membranes du cerveau, de la moëlle épinière, des ganglions cervicaux, parce qu'ils ont trouvé ces membranes enflammées, etc. Leroux.

Inflammation démontrée par analogie.

L'analogie peut-elle nous éclairer sur l'existence de l'inflammation du cerveau dans la rage ?

Plus d'une fois, dans mes leçons de clinique, j'ai fait l'autopsie de personnes mortes tantôt de phrénésie ou d'encéphalite sans formation de pus, tantôt de phlegmasie cérébrale terminée par suppuration ; nous n'avons pas aperçu de plus grande trace d'inflammation que celle que laisse la rage. L'injection des vaisseaux de la pie-mère, la présence des taches rouges, et quelquefois une couche œdémateuse, sont les seules altérations que nous ayons aperçues dans le plus grand nombre de cas. Il est des exemples de phlegmasies où les traces d'inflammation sont presque nulles ; c'est aussi ce que *Morgagni* a observé à la suite de quelques phrénésies.

Phlegmasies cérébrales.

Dans ces phlegmasies comme dans la rage, la substance cérébrale ne présente d'autre indice d'altération qu'une multitude de points rouges, de gouttelettes sanguines, lorsqu'on la divise avec le scalpel ; c'est encore ce que l'on observe dans une *congestion apoplectique.*

La *rage*, la *phrénésie* et l'*encéphalite*, lorsqu'il n'y a point de lésion extérieure ou de terminaison par suppuration, se confondent dans le cadavre. Leurs effets sont les mêmes ; il n'y a que leurs causes et leurs symptômes qui puissent les faire distinguer. Je pourrois en dire autant de quelques *fièvres ataxiques* et de quelques *apoplexies*.

Lorsque des abcès, dans la substance cérébrale, se sont offerts à mes regards, les parties qui entouroient le foyer présentoient une couleur grise, foiblement rouge, qui disparoissoit à deux ou trois lignes. On est étonné alors de ne pas voir de plus grandes traces d'inflammation. Ces abcès sont rares; plus souvent la suppuration se forme à la surface du cerveau; le pus étendu en nappe se confond avec le tissu vasculaire de la pie-mère; autour, les traces d'inflammation ne sont pas plus marquées que dans la rage, dont la marche est trop rapide, pour que la terminaison par suppuration puisse avoir lieu.

Dans ces suppurations extérieures, la substance cérébrale n'est point altérée à quelques lignes de la couche purulente, même dans les cas où l'on pouvoit soupçonner toute la substance du cerveau enflammée. Le jeune *Paviot*, auquel la louve enragée, dont nous avons tracé les ravages, détacha le cuir chevelu en un large lambeau, en est un exemple. Toute la surface du cerveau et du cervelet, jusqu'à la naissance de la moëlle épinière, étoit couverte d'une couche OBSERV.

purulente, confondue avec les lames du tissu de la pie-mère. Elle adhéroit à la surface du cerveau, dont la substance se déchiroit et sembloit se confondre avec elle ; mais à deux lignes de là, la substance cérébrale ne laissoit plus apercevoir de vestige d'altération.

Preuves de l'inflammation, tirées des effets de la saignée.

Il suffiroit sans doute, pour établir l'existence de l'inflammation du cerveau dans la rage, de reconnoître les symptômes qui la caractérisent, et de voir sur le cadavre les traces qu'elle imprime sur l'organe où elle se fixe. Il est un troisième ordre de signes, qui se tirent des effets que l'on obtient par l'emploi du traitement antiphlogistique, particulièrement de la saignée, le seul de ces moyens dont on puisse apercevoir les effets dans une maladie dont la marche est si rapide et si violente.

L'expérience.

Nos malades ont été saignés plusieurs fois : voici les résultats que nous avons obtenus. Toujours la douleur qui a précédé et accompagné le développement de l'hydrophobie, a été apaisée ou entièrement dissipée. La pesanteur de tête et la somnolence ont aussi disparu : les malades étoient plus calmes pendant quelques instans.

Lorsque les symptômes violens se montroient de nouveau, nous nous empressions de recourir au même moyen ; mais les bons effets de la saignée étoient moins marqués ; ils étoient nuls , lorsqu'elle étoit renouvelée à une époque de la maladie voisine de sa dernière période.

Toutes les fois que le sang est sorti par une large ouverture, l'effet de la saignée a été plus marqué. Jamais les sangsues n'ont opéré la même diminution des symptômes que la saignée, lors même qu'elles ont fait verser une grande quantité de sang. *Boerhaave* a donc raison de recommander d'ouvrir largement la veine.

Gueyte sentit disparoître entièrement, pendant la première saignée, la douleur violente qu'il éprouvoit au col, à l'épaule et au bras (p. 72). Les deux premières saignées faites à *Mayen* (p. 19) diminuèrent sa douleur de tête ; les dernières ne produisirent aucun effet.

La pesanteur de tête fut dissipée par une saignée faite à *Rigaud* (p. 48), six jours avant l'invasion des symptômes hydrophobiques ; elle se renouvela après le laps de trois jours, et fut apaisée de nouveau par l'application de six sangsues, à la suite de laquelle le sang coula pendant seize heures. Appliquées une seconde fois, le jour de l'apparition du frisson hydrophobique, les sangsues ne produisirent aucun soulagement.

Matthieu *Prévieux* (p. 61) éprouva un bien-être très-marqué, pendant que le sang couloit, la saignée ayant été pratiquée peu après l'invasion du spasme hydrophobique.

Précepte. La saignée a été recommandée par la plupart des auteurs. *Sauvages* dit, que le plus souvent au second degré de la rage, la fièvre est si véhémente et la chaleur si forte, qu'il n'est rien de mieux que de faire d'abondantes saignées.

D'autres ont répété ce précepte.

Si la saignée a contribué à la guérison d'Elizabeth *Briant*, dont M. *Nugent* nous a transmis l'observation ; s'il est vrai que la saignée à défaillance ait guéri plusieurs personnes affectées de la rage, ainsi que nous l'apprend *Schoolbredt* (quoique mon expérience m'ait fourni une observation contraire); ce moyen ne seroit pas seulement palliatif, il devroit encore être considéré comme curatif, et il démontreroit l'existence de l'inflammation.

L'histoire de la guérison d'une femme hydrophobe, causée par une blessure à une tempe, de laquelle le sang ruissela jusqu'à ce qu'elle fût tombée dans l'épuisement (Journ. de méd., 1.er sept. 1761, et Andry), doit être placée à côté des observations du docteur *Schoolbredt*. Voyez aussi l'histoire de l'académie, 1699, où l'on rapporte quelques exemples de rage guérie par d'abondantes saignées.

La saignée à défaillance n'est point une méthode nouvelle. *Boerhaave* la recommande comme dans une forte maladie inflammatoire ; et il paroît qu'elle avoit été employée avec succès avant ce célèbre auteur. Voici comment il s'exprime : *Apparet maximè probabile et paucis experimentis confirmatum, sequentia fieri debere : statim post prima signa invadentis mali, morbus tractandus est ut summus inflammatorius, mittendo sanguinem ex lato vulnere magnì vasis ad animi deliquium usquè, mox clysmata ex aqua nitrosa, modicève salsa, cum pauxillo aceti injicienda ; hæc repetenda audacter, etiam plus, quàm in aliis morbis prudentia concederet.*

Mead croyoit aussi que l'on pouvoit retirer quelqu'avantage de saigner le malade, *usquè ad animi deliquium.*

On lit dans un ouvrage attribué à *Hippocrate* (probablement l'Hippiatre qui vivoit sous le règne de Constantin-le-Grand), que la saignée est utile contre la rage du cheval, jusqu'à ce qu'il tombe en foiblesse (Portal).

Le professeur *Rush*, de Philadelphie, compare la rage à une fièvre maligne dans son plus haut degré. Il conseille de tirer, dans la plupart des cas, de cent à deux cents onces de sang. (Valentin. Journ. gén. de méd., vol. 30).

Vingt livres de sang tirées par une seule saignée, sans que le pouls diminuât et sans que le sang cessât de jaillir encore à deux pieds hors du lit, rendent une observation trop extraordinaire, pour que nous consentions à la présenter comme un exemple à l'appui de notre opinion (Voy. Sauvages, Dissert.).

Conséquences. 1.° Inflammation du cerveau démontrée.

Puisque la rage nous offre les deux élémens de l'inflammation du cerveau, ou de ses membranes ; puisque l'ouverture des cadavres nous montre les vaisseaux du cerveau gorgés de sang, comme dans les phlegmasies de cet organe ; puisqu'enfin la saignée diminue les douleurs, et guérit quelquefois de la rage, si l'on en croit de savans praticiens, il ne nous est plus possible de nier l'existence de l'inflammation du cerveau dans cette maladie. Nous ne devons pas être étonnés que tant d'auteurs aient recommandé de tirer beaucoup de sang.

Cette inflammation du cerveau est le produit d'une cause spécifique, qui lui imprime des caractères distincts de ceux des autres phlegmasies cérébrales ; elle est l'une des altérations importantes que cause le virus de la rage, dont les effets se font aussi vivement sentir sur les organes de la respiration, et où ce funeste principe se reproduit.

Si l'on peut découvrir tous les élémens de cette cruelle maladie, on établira les bases d'un traitement plus rationnel. 2.° Traitement plus rationnel.

L'anatomie pathologique mieux interrogée, plus riche de faits et aidée de l'observation, conduira peut-être à quelques résultats importans; non qu'il faille en attendre la connoissance de la nature d'un virus qui se voile dans ses effets profonds, comme dans les symptômes extérieurs. Mais son action sur nos organes étant mieux connue, on pourra unir d'une manière plus convenable, dans le traitement, la méthode analytique à la méthode empirique.

ARTICLE CINQUIÈME.

Organes de la digestion.

Les organes de la digestion ne doivent point échapper à nos regards. Ils partagent sans doute cette exaltation de sensibilité, que la rage communique à toute l'économie animale; mais les traces d'inflammation qu'on y remarque, sont moins constantes que dans les poumons et dans le cerveau.

Aucun de nos malades ne nous a présenté l'inflammation du pharynx, que quelques auteurs recommandables ont signalée. Il est des écrivains qui paroissent l'avoir confondue avec celle de la trachée-artère, sous la dénomination d'inflammation de la gorge. Dans une observation de *Morgagni*, elle sembloit être la continuation de l'inflammation des voies aériennes.

L'œsophage ne nous a paru rouge qu'une fois ; c'est dans le cadavre de *Mayen*. La membrane muqueuse de la grosse extrémité de l'estomac étoit enflammée ; cette inflammation s'étendoit à la partie inférieure de l'œsophage, dans l'espace d'environ trois pouces. *Mayen* avoit pris de fortes doses d'opium.

L'estomac de *Guyot* présentoit quelques points rouges ; il contenoit deux lombrics. Une portion du jéjunum, qui renfermoit aussi deux vers, étoit enflammée.

Les intestins grêles de *Berthet* étoient enflammés dans toute leur étendue ; ils contenoient quatre vers. Ce malade avoit pris un lavement qui contenoit une forte dose d'opium et du gaz hydrogène sulfuré : ses gros intestins ne paroissoient point altérés.

Dans *Girardet*, l'iléon étoit enflammé dans

l'étendue de deux pieds ; il ne contenoit point de vers. Ce malade n'avoit pris aucun remède irritant ; pendant sa maladie, il ne s'étoit pas plaint de douleur au ventre.

1.° L'inflammation de l'estomac et des intestins n'est pas constante ; elle peut être causée par des substances introduites dans leur intérieur, ou par la présence des vers. Nous ne pouvons point assigner la part de l'action du virus de la rage, dans la production de cette inflammation.

2.° Une lésion quelconque dans les organes de la digestion, ne peut servir à expliquer le trouble de la respiration, ni l'altération des fonctions du cerveau, ni la mort qui survient au troisième ou au quatrième jour.

Récapitulation de la seconde partie.

L'anatomie pathologique de la rage, ne nous offre que quelques matériaux et presque tous informes ; nous en avons recueilli de nouveaux, et nous avons essayé de jeter les fondemens de cette partie de la science, en établissant les vérités suivantes :

1.° Les organes de la respiration, ceux de la circulation et le cerveau, offrent des traces constantes d'altération dans la rage. Les autres organes ne présentent rien de constant que l'on puisse rigoureusement attribuer à cette maladie.

2.° Les glandes salivaires, le tissu cellulaire qui les enveloppe, ne laissent apercevoir aucun vestige d'inflammation, aucun changement dans leur couleur, dans leur volume, ni dans leur texture.

3.° La membrane muqueuse de la bouche et du pharynx sont d'un gris pâle, foiblement lubrifiées; ces cavités ne contiennent point de salive, et nous n'y avons plus trouvé de bave écumeuse.

4.° Le larynx est rarement enflammé; la trachée artère l'est plus souvent, davantage vers sa partie inférieure; les bronches le sont presque toujours.

5.° Les poumons offrent toujours une couleur rouge contre nature, tantôt foible, tantôt noirâtre; produite par l'afflux du sang dans les vaisseaux capillaires, et liée à une exaltation extrême de la sensibilité; cette couleur est un indice d'inflammation.

6.° Une mucosité écumeuse se trouve ordinairement dans les parties enflammées; quelquefois dans le larynx; plus souvent dans la trachée artère, vers sa partie inférieure : on la trouve aussi dans les bronches, et on l'exprime encore du tissu des poumons. C'est elle qui est chassée sur les lèvres de l'hydrophobe, et que nous croyons le véhicule du virus de la rage.

7.° Le poumon est quelquefois emphysémateux.

8.° Le cœur et les gros vaisseaux contiennent aussi quelquefois de l'air.

9.° Le sang est noir, liquide; il ne se coagule point à l'air, comme celui que l'on tire des veines pendant la maladie; quelques caillots albumineux se trouvent dans le cœur et les gros vaisseaux. Le sang présente encore un aspect huileux très-marqué.

10.° Les vaisseaux du col et de la tête contiennent beaucoup de sang qui coule avec facilité; les sinus de la dure-mère en sont remplis.

11.° Le réseau vasculaire de la pie-mère est gorgé de sang dans toute son étendue sur le cerveau, sur le cervelet, dans les anfractuosités, et sur la moelle épinière. La surface du cerveau est ordinairement recouverte de larges taches rouges; et dans quelques cas, de larges ecchymoses existent vers sa base.

12.° Un œdème de la pie-mère se présente dans quelques cas, sous l'aspect d'une couche gélatiniforme, plus ou moins étendue, il n'est pas constant.

13.° La substance du cerveau, qui est quelquefois ramollie, donne toujours une multitude de points rouges, sanguinolens lorsqu'on la divise.

14.° Les ventricules latéraux contiennent une foible quantité de sérosité rose ; cela n'est pas constant.

15.° Les plexus choroïdes des ventricules latéraux sont d'un rouge brun. Un plexus choroïde (p. 135) qui ferme en arrière le quatrième ventricule, et qui s'étend vers l'origine des nerfs pneumo-gastriques, présente aussi cette couleur.

L'inflammation des organes de la respiration, et l'inflammation du cerveau, sont donc deux altérations constantes, produites par le virus de la rage.

Tous les symptômes de la maladie peuvent se rapporter à l'une et à l'autre de ces inflammations.

Si ces recherches d'anatomie pathologique, contribuent à mieux faire connoître la rage, elles pourront peut-être jeter quelque jour sur son traitement. *Medicus si suffecerit ad cognoscendum, sufficiet et ad curandum, prima namque remediorum inventio est cognitio morbi.* GAL.

www.ingramcontent.com/pod-product-compliance
Ingram Content Group UK Ltd.
Pitfield, Milton Keynes, MK11 3LW, UK
UKHW022109260726
13993UKWH00001B/404